P. J. Möbius

Ueber
Robert Schumanns Krankheit

Elibron Classics
www.elibron.com

Elibron Classics series.

ISBN 0-543-70769-5 (paperback)
ISBN 0-543-70768-7 (hardcover)

This Elibron Classics Replica Edition is an unabridged facsimile of the edition published in 1906 by Carl Marhold, Halle.

Ueber
Robert Schumanns Krankheit.

Von

P. J. Möbius.

Halle a. d. S.
Verlag von Carl Marhold.
1906.

Vorbemerkung.

Bis vor Kurzem habe ich geglaubt, Robert Schumann sei an progressiver Paralyse (der sogenannten Gehirnerweichung) gestorben. Denn die kurzen Aeusserungen über seine Krankheit, die ich da und dort gelesen hatte, schienen sich nicht wohl anders deuten zu lassen. Zwar belehrt einen schon das Anhören Schumannscher Musikstücke darüber, dass der Componist ein sehr nervöser Mensch gewesen ist, aber schliesslich kann ein Nervöser ebensogut der Paralyse anheim fallen wie ein Anderer. Vor einigen Monaten bekam ich zufällig das Buch von Litzmann über Clara Schumann in die Hände, und bei dem Lesen der dort abgedruckten Briefe und Tagebuchstücke sagte ich mir, da muss noch etwas dahinter stecken. Ich liess mir die Schumann-Literatur kommen und gelangte bald zu der Auffassung, die in dem folgenden Aufsatze ausgesprochen ist. Zunächst ist die Sache für den Fachmann interessant: Inwieweit ist es möglich, rückblickend, auf Grund der Literatur eine psychiatrische Differentialdiagnose zu machen? Aber das Ergebniss bedeutet doch mehr. An Paralyse kann bei uns schliesslich Jeder erkranken, der sich die Hauptbedingung erwirbt, und für die Beziehung zwischen Seelenkrankheit und genialer Anlage lässt sich aus der Thatsache, dass ein genialer Mensch paralytisch wird, nicht viel entnehmen. Dagegen zeigt es sich nun, dass Schumann von Jugend an seelenkrank war, und dass diese Krankheit, die ihn schliesslich vorzeitig ins Grab brachte, sozusagen das Gegenstück oder die Rückseite des Talentes war. Wir sehen an einem ausgezeichneten Beispiele, dass das grosse Talent mit der Krankheit bezahlt wird. —

Da in diesem Sommer Schumanns Todestag zum 50. Male wiederkehrt, möge mein Gutachten als bescheidener Beitrag zur Gedächtnissfeier angesehen werden.

Leipzig, im April 1906.

M.

Es wird dem Sachverständigen die Frage vorgelegt, ob Robert Schumann an progressiver Paralyse gestorben sei oder nicht.

I.

Geschicht-Erzählung.

Folgende Schriften sind benutzt worden:

1. Erler, Herm., Robert Schumanns Leben. Aus seinen Briefen geschildert. 2 Bände. Berlin 1887.
2. Jansen, F. G., Robert Schumanns Briefe. Neue Folge. Leipzig 1886.
3. Jugendbriefe von Robert Schumann. Mitgetheilt von Clara Schumann, Leipzig 1885.
4. Litzmann, Berthold, Clara Schumann. I. u. II. Band 1905. (III. Band noch nicht erschienen.)
5. Richter, Carl Ernst, Biographie von August Schumann. Zwickau. Gebr. Schumann 1826. Mit Porträt. 56 SS.
6. Schaaffhausen, Robert Schumanns Gehirn- und Gehörorgane. Corresp.-Bl. der deutschen Anthropolog. Gesellschaft, XVI. S. 149. 1885.
7. Wasielewski, Wilh. J. v., Robert Schumann. Leipzig 1880. 3. Aufl.

Wenn auf eine dieser Schrift hingewiesen wird, so wird der Anfangsbuchstabe des Vfs. in Klammern angegeben: [R] = Richter, [W] = Wasielewski, und so fort.

Die Familie.

Der Vater, August Schumann, war geboren 1773, ist gestorben 1826. Er war der Sohn eines Pastoren bei Gera, der später Archidiaconus in Weida wurde. Wir erfahren, dass er 5 Kinder (4 Söhne, 1 Tochter) hatte, sich wegen geringen Einkommens kümmerlich durchschlug. Ueber seine Gesundheit wird nichts gesagt. Seine Frau, eine geb. Böhme aus Eisenberg, war „fortwährend kränklich" [R]. Ihr jüngerer Bruder war der nächste Freund August Schumanns und diesem durch leidenschaftliche Neigung zu Dichtkunst und Philosophie innig verbunden. Obwohl August Schumann von seinen Eltern oder von deren Armuth gezwungen wurde, Kaufmann zu werden, war er doch immer der Literatur ergeben, las und schrieb, wenn er nur irgend konnte. Youngs und Miltons Schriften erregten ihn so, dass sie ihn „bisweilen dem Wahnsinn nahe brachten" (eigene Aeusserung, nach R). Nach wechselnden Schicksalen, Entbehrungen und Aufregungen wurde er Buchhändler. Auch als solcher widmete er den grössten Theil seiner Zeit der Schriftstellerei und schrieb nicht wenige der Werke, die er verlegte, selbst (theils schöngeistige Arbeiten, theils geographische, statistische, kaufmännische, Handbuch für Kaufleute u. s. w.). Er wird als ein durchaus zuverlässiger Mann, als wohlwollend und edel, aber ernst und still geschildert. Mehrmals wird seine Neigung zur Melancholie erwähnt. Musikalisches Talent soll er nicht gehabt haben. Vor allem muss er ein überaus fleissiger Arbeiter, unermüdlich und leidenschaftlich bei der Sache gewesen sein, dabei practisch. Er verfasste nicht nur eine kleine Bibliothek, sondern er hinterliess auch, obwohl er in bitterer Armuth angefangen hatte, 60 000 Thaler. Während er Byrons Gedichte übersetzte, erkrankte er.

„Sein um diese Zeit gänzlich geschwächter Körper, welchen wiederholte Badereisen kaum aufrecht zu erhalten vermochten, unterlag den Unterleibsbeschwerden und Nervenübeln, welche ihn bis jetzt fortwährend gequält hatten. Von dieser Zeit an litt sein Kopf an oft wiederkehrendem Schwindel.“ Sein Bild zeigt einen wohlgebildeten Kopf, kräftige Nase, kräftiges Kinn, sehr angenehme Gesichtszüge. Es scheint, dass der Sohn ihm in gewissem Grade ähnlich gewesen ist. Man sieht das besonders, wenn man das Bild des Vaters mit dem Roberts von Krishaber (bei Litzmann I, p. 268) vergleicht.

Die Mutter, Johanne Christiane, geb. Schnabel (1771 bis 1836) war die Tochter eines Rathschirurgen in Zeitz, verheirathete sich 1795, war, wie es scheint, in der Regel gesund, starb 1836. „Johanna Schnabel, mit einem natürlichen Verstande begabt, jedoch aufgewachsen unter der Einwirkung kleinstädtischer beengender Verhältnisse, zeigte keine über das Maass des Gewöhnlichen hinausgehende Bildung, wenn gleich ihre äussere Erscheinung einnehmend und von einem gewissen Repräsentationstalent begleitet war. In späteren Lebensjahren stellte sich bei ihr ein Zustand schwärmerischer sentimentaler Ueberspanntheit, verbunden mit momentan aufbrausender Heftigkeit, und ein Hang zum Absonderlichen ein“ [W]. Musikalisches Talent hatte sie nicht, auch kein Verständniss. Während ihr Mann die Musiker-Natur Roberts richtig erkannte und ihm den Weg zu ebnen suchte, widersetzte sie sich lange hartnäckig den Plänen des Sohnes um des Broterwerbes willen. Robert spricht in seinen Briefen zu ihr mit grosser Zärtlichkeit und Achtung.

Die Geschwister, drei Brüder und eine Schwester, waren älter als Robert. Zwei Brüder übernahmen die väterliche Buchhandlung, einer erwarb eine Buchdruckerei in Schneeberg. Alle scheinen ehrenwerthe, ja vortreffliche Männer ohne besondere Gaben gewesen zu sein. Keiner ist alt geworden, alle sind noch vor Robert gestorben.

Die Schwester ist 1825 gestorben. „Sie war schon als Kind sein (des Vaters) Liebling geworden, theils weil sie seine einzige Tochter war, theils weil sie durch aufgeweckten Verstand und blühende Schönheit ihn innigst erfreute. Alle Hoffnungen jedoch . . . vernichtete eine Hautkrankheit, von welcher sie als Kind in Ronneburg überfallen wurde, deren Gift sich auf die edlen Theile des Körpers warf. Eine nie wieder zu hebende Gemüthskrankheit, welche zu Zeiten Spuren von stillem Wahnsinn verrieth, war die schreckliche Wirkung dieser Krankheit" [R].

Robert Schumanns Leben.

Robert Schumann ist am 8. Juni 1850 abends $^1/_2$10 Uhr geboren worden. Er galt für ein „schönes Kind". Als Knabe war er ehrgeizig, freigebig, gutmüthig. In der Schule leistete er während der ersten Jahre nur mittelmässiges, aber sehr früh regten sich die ihm eigenen Kunsttriebe. Spätestens im 7. Lebensjahre begann der Musikunterricht, und schon im 7. oder 8. Jahre soll Robert die ersten Versuche, zu componiren, gemacht haben. „Es wird erzählt, dass Schumann schon als Knabe eine besondere Neigung und Gabe besessen habe, Gefühle und charakteristische Züge mit Tönen zu malen; ja, er soll das verschiedene Wesen der um ihn herum stehenden Spielkameraden durch gewisse Figuren und Gänge auf dem Piano so präcis und komisch haben bezeichnen können, dass jene in lautes Lachen über die Aehnlichkeit ihres Portraits ausgebrochen seien" [W]. Im 12. oder 13. Jahre componirte Schumann den 150. Psalm und liess die Composition durch eine Knabencapelle aufführen. Auch die Neigung zur Poesie soll schon im Knabenalter sehr stark gewesen sein. Später begeisterte er sich besonders an Jean Paul, der in seinen Jugendbriefen eine grosse Rolle spielt. Einmal sagt Schumann von diesem Dichter, er habe ihn oft „dem Wahnsinn nahe gebracht".*)

*) Schumann schreibt später (15/12. 1830) sehr richtig: „Wäre mein Talent zur Dichtkunst und Musik nur in einem Punkte concentrirt, so wäre das Licht nicht so gebrochen und ich getraute mir viel".

War der Knabe heiter und neckisch gewesen, so zeigte sich der Jüngling Schumann zurückhaltend, schweigsam, passiv, traumerisch.

Schon auf dem Gymnasium begann der Kampf zwischen der Neigung zur Kunst und der Nöthigung zum Studium. Der Vater wollte dem Musiker den Weg ebenen, aber sein früher Tod gab der Mutter das Uebergewicht, und sie nöthigte den Sohn, die Rechte zu studieren. Jedoch scheint Schumann dabei nicht viel gelitten zu haben. Obwohl er einen grossen Theil seiner Zeit den „Allotria" widmete, entsprach er ohne Anstrengung den Forderungen des Gymnasium und verliess die Schule mit der Note 1b.

Von eigentlicher Krankheit wird bis dahin nichts berichtet. Um so mehr aus dem Mannesalter. Ehe ich jedoch den eigentlichen Krankheit-Bericht zusammenstelle, sei einiges über Schumanns Charakter und seine Eigenthümlichkeit gesagt. Ich lasse eine Schilderung Wasielewskis vorausgehen, die sich zwar zunächst auf die Düsseldorfer Jahre bezieht, offenbar aber für den Mann Schumann überhaupt gilt. „Robert Schumann war von stattlicher und fast grosser Statur. Seine Körperhaltung hatte in gesunden Tagen etwas Gehobenes, Vornehmes, Ruhe- und Würdevolles, wogegen sein Gang gewöhnlich langsam, leise auftretend, und ein wenig bequem hinschlotternd war. Im Hause trug er gewöhnlich Filzschuhe. Nicht selten ging er in seinem Zimmer ohne alle äussere Veranlassung auf den Fussspitzen. Das Auge*) war meist gesenkt, halb geschlossen, und belebte sich nur im Verkehr mit Näherbefreundeten, dann aber in wohlthuendster Weise. Die Gesichtsbildung machte im Ganzen einen angenehmen Eindruck. Der fein geschnittene Mund, meist etwas vorgeschoben, und wie zum Pfeifen zugespitzt**) war nächst dem Auge die anziehendste Partie seines vollen, runden, ziemlich lebhaft gefärbten Antlitzes. Ueber der stumpfen Nase erhob sich eine

---

*) Sch. war kurzsichtig. Er spricht in den Jugendbriefen von seinen „blöden Augen". M.

**) Von mir gesperrt. M.

gewölbte Stirn, die an den Schläfen merklich in die Breite ging*). Ueberhaupt hatte sein, von dunkelbraunem, vollem und ziemlich langem Haar bedecktes Haupt etwas Derbes, durchaus Kräftiges.

Der Ausdruck der Physiognomie war bei einer gewissen Geschlossenheit der Züge für gewöhnlich ein gleichmässig mildernster und wohlwollender. Das reiche Seelenleben spiegelte sich in derselben keineswegs lebendig ab. Wenn Schumann die freundliche, zutrauliche Miene annahm, was indessen nicht zu häufig geschah, so konnte er geradezu bestechend auf seine Umgebung wirken.

Beim Stehen — langes Stehen wurde ihm leicht lästig — hatte er entweder beide Hände auf dem Rücken, oder doch eine Hand, während er mit der anderen das Haar an der Seite, den Mund oder das Kinn nachdenklich strich. Sass oder lag er unbeschäftigt, so liess er oft die aufgerichteten Finger beider Hände gegeneinander spielen.

Die Art seines Verkehrs mit Andern war sehr einfach. Er sprach meist eben wenig oder garnicht, selbst wenn er um etwas befragt wurde, oder doch nur in abgebrochenen Aeusserungen, die indess stets seine Denkthätigkeit bei einem angeregten Gegenstande verriethen. Eine manierirte Absichtlichkeit war hierin nicht zu suchen. Seine Art zu reden erschien grossentheils wie ein Fürsichhinsprechen, um so mehr, da er sein Organ dabei nur schwach und tonlos verwendete. Ueber gewöhnliche, alltägliche Dinge und Erscheinungen des Lebens verstand er sich durchaus nicht zu unterhalten, denn leere Redensarten waren ihm zuwider, und über wichtige, ihn lebhaft interessirende Gegenstände liess er sich nur ungern und im Ganzen selten aus. Man musste bei ihm den günstigen Moment abpassen. War dieser eingetreten, so konnte Schumann auf seine Art auch beredt sein. Er überraschte dann durch bedeutende, geistig hervorragende Bemerkungen, die den berührten Gegenstand wenigstens nach einer Seite hin scharf

---

*) Von mir gesperrt. M.

beleuchteten. Doch nur den wenigen vertrauten Personen seines näheren Umganges gewährte er gelegentlich diese Gunst, da er denn auch oft wieder lange mit ihnen zusammen sein konnte, ohne dass es zu einer Unterhaltung gekommen wäre. Von seiner Schweigsamkeit einer Person gegenüber durfte man aber durchaus nicht auf eine Antipathie seinerseits schliessen. Es war eben Charakterzug bei ihm, und zwar ein früh ausgebildeter. Sehr wohl war er sich dessen bewusst. . . .

Fremden, oder seinem Wesen nicht zusagenden Persönlichkeiten gegenüber konnten Schumanns gesellige Formen leicht etwas Abstossendes annehmen. Namentlich war er ebenso leicht durch eine gewisse unberufene cordiale Zutraulichkeit wie durch Zudringlichkeit verletzt. Von Launen und einem etwas störrischen Sinn, namentlich während der letzten, durch anhaltende, innere Leiden getrübten Lebensjahre, ist er allerdings nicht ganz freizusprechen. Doch war der Kern immer ein so edler und vortrefflicher, dass die angreifbaren Seiten seiner Persönlichkeit kaum dagegen in Betracht kommen. Am gemüthlichsten befand und zeigte er sich im engeren Freundeskreise bei einem Glase Bier oder Wein. Zu gewissen Zeiten bevorzugte er den Champagner, indem er ausdrücklich zu bemerken pflegte: „Dieser schlägt Funken ans dem Geiste." Bei solchen Gelegenheiten durfte die Cigarre nicht fehlen. Schumann führte sehr feine und starke Cigarren, die er mitunter scherzweise „kleine Teufel" nannte.

Im Familienkreise war Schumann selten zugänglich; genoss man aber diese Bevorzugung, so empfing man den wohlthuendsten Eindruck. Seine Kinder liebte er nicht minder als seine Gattin, obschon er nicht die Gabe besass, mit jenen sich andauernd und eindringlich zu beschäftigen. Traf er sie zufällig auf der Strasse, so blieb er wohl stehen, langte seine Lorgnette heraus und betrachtete sie einen Augenblick, indem er mit zugespitzten Lippen freundlich sagte: „Nun ihr lieben Kleinen?" Dann aber nahm er sogleich die vorige Miene an, und setzte seinen Weg fort, als ob garnichts vorgefallen sei.

Das äussere Leben, welches Schumann während der letzten Lebensjahre führte, war sehr einförmig und höchst regelmässig. Vormittags bis gegen 12 Uhr arbeitete er. Dann unternahm er gewöhnlich in Begleitung seiner Gattin, und des einen oder andern nähern Bekannten einen Spaziergang. Um 1 Uhr speiste er, und arbeitete dann nach kurzer Ruhe bis 5 oder 6 Uhr. Hierauf besuchte er meist einen öffentlichen Ort, oder eine geschlossene Gesellschaft, deren Mitglied er war, um Zeitungen zu lesen, und ein Glas Bier oder Wein zu trinken. Um 8 Uhr kehrte er gewöhnlich zum Nachtmahl nach Hause zurück.

Sogenannte Thee- und Abendgesellschaften besuchte Schumann nicht häufig. Bisweilen sah er einen gewissen Kreis von Bekannten und Kunstfreunden in seinem Hause. Er konnte dann, wenn er sich in guter Stimmung befand, ein sehr angenehmer Wirth sein; ja, es kamen einzelne Fälle während des Düsseldorfer Lebens vor, bei denen er sich ungemein heiter und aufgeräumt zeigte. Einmal schlug er sogar, nachdem musicirt und soupirt worden war, einen allgemeinen Tanz vor, an dem er sich zur freudigen Verwunderung aller Anwesenden selbst lebhaft betheiligte.

In Berufsangelegenheiten war Schumann streng und gewissenhaft, obgleich er fast niemals zu Aeusserungen der Heftigkeit oder Leidenschaftlichkeit bei vorkommenden Ungehörigkeiten sich fortreissen liess, und wenn es der Fall war, bald wieder in versöhntem Tone sprach. Dies Letztere geschah auch, wenn er gegen eine ihm sonst werthe Persönlichkeit einmal unfreundlich gewesen war, was er hinterher sogleich empfand und wieder gut zu machen suchte. Bei abweichenden Ansichten verhielt er sich gewöhnlich schweigend; dies war dann aber ein sicheres Zeichen seiner, nur nicht verlautbarten Opposition, auf Grund deren er bloss handelte, wie er es für Recht erkannte. Bei einer Comitésitzung des Allgemeinen Musikvereins in Düsseldorf sollte ein Beschluss gefasst werden, mit dem Schumann nicht einverstanden war. Ohne ein Wort zu sprechen, griff er nach seinem Hute, und verliess das Sitzungslokal. Gegen Böswilligkeit und Gemeinheit der Gesinnung war er unerbittlich streng, und, wo sie einmal sich ihm gezeigt hatte, auch für immer unversöhnlich.

Von der Art und Weise, wie Schumann Kunstgenossen begegnete (als Musiker und Kritiker), ist bereits im Verlaufe der Darstellung ausführlich die Rede gewesen; in dieser Hinsicht wäre er als Muster aufzustellen. Von Neid oder Scheelsucht war keine Spur in ihm. Mit inniger Wärme und Freude erkannte er das Grosse, Bedeutende und Talentvolle an, namentlich wenn er sich durch verwandte Elemente angesprochen fühlte. Im letzteren Falle zeigte er auch, was bei seiner durch und durch deutschen Denkweise und Richtung auffällt, begeisterte Theilnahme für fremdländische Kunst, obschon er sich durchaus abwehrend gegen die neuere dramatische Musik Frankreichs und Italiens verhielt, und in Bezug auf diese auch niemals zu einer angemessenen in objektiver Anschauung beruhenden Würdigung kam. Während der letzten Lebensjahre bekundete er sogar für einige grosse Meister der Vergangenheit, namentlich für Haydns und Mozarts Kunst zeitweilig weniger Interesse. Ja, er liess selbst mitunter geringschätzende Worte über namhafte Werke derselben fallen, und musste hierin natürlich von den Meisten missverstanden werden; denn hauptsächlich war doch zunächst seine Krankheit die Ursache solcher Aeusserungen, wenn auch nicht zu bezweifeln ist, dass das, mit den vorrückenden Jahren immer mehr überhand nehmende Einspinnen in seine eigene Ideenwelt, einen gewissen Antheil daran hatte."

Vom Charakter im engeren Sinne zu reden, Schumann glich seinem Vater durchaus durch Herzensgüte und unermüdlichen Fleiss. Seinen edlen Sinn zeigte er z. B. in seinem Verhalten gegen die Schikanen Wiecks und in seiner bei einem Musiker unerhörten Neidlosigkeit. Als Componist und Dichter kannte er keine Trägheit, unerschöpflich brachte er aus seinem Inneren Neues zu Tage. Wie später zu zeigen ist, wurde seine Thätigkeit oft durch Krankheit unterbrochen, und Schumanns Umgebung, sowie die Biographen sprechen dann von Ueberanstrengung, sehen in der Arbeit die Ursache der Krankheit, eine Auffassung, die kaum das Rechte treffen dürfte. Schumann war ein überaus zärtlicher Liebhaber und treuer Gatte, was in rührender Weise durch die Briefe und Tagebuchauszüge in

Litzmanns Buche über Clara Schumann dargethan wird. Als Vater scheint er mehr passiv gewesen zu sein. In hohem Grade besass er Eigenschaften, die man den Künstlern im Allgemeinen zuzuschreiben pflegt: Hingegebensein an Stimmungen, rasche Uebergänge von Traurigkeit oder Muthlosigkeit zu Heiterkeit und Zuversicht, einen gewissen Leichtsinn dem Alltäglichen, dem sogenannten Practischen gegenüber und gewisse weibliche Züge. Die meisten Künstler haben mehr Weib in sich als der gewöhnliche Mann, bei Schumann aber war dies in hohem Grade der Fall. Schon das Aeussere, besonders der durchaus weibliche Unterkiefer deutet es an. „Was Schumann als Liedersänger den anderen epochemachenden Meistern gegenüber ganz besonders auszeichnet, ist jene edle Gefühlsschwärmerei, die man als eine echt weibliche bezeichnen könnte" [W]. In einem Briefe aus dem Jahre 1833 erzählt der junge Schumann von einem „Psychometer". Er spricht von Magnetstäben u. s. w.; wahrscheinlich ist der Apparat so eingerichtet gewesen, dass der Untersuchte durch unwillkürliche Bewegungen den Zeiger lenkte. Wir würden also eine Art von Selbstschilderung vor uns haben. Abgesprochen werden Schumann folgende Eigenschaften: kühn, heldenmuthig, neidisch, prachtliebend, rechthaberisch, listig. Zugesprochen: hypochondrisch, still, schüchtern, zartsinnig, gutmüthig, eigensinnig, gefühlreich, genial, schwärmerisch, tiefsinnig, empfindlich, edelmüthig, gesellig.

Ferner schalte ich hier eine graphologische Analyse ein, die Frau Thumm-Kintzel in Lichterfelde bei Berlin auf meinen Wunsch hin angestellt hat. Es lagen ihr eine Schriftprobe aus dem Jahr 1842 und eine kürzere vor, die wahrscheinlich um mehrere Jahre jünger ist.

„Ein weicher, äusserst gemüthvoller und durch und durch nobler und generöser Charakter spricht aus diesen Schriftzügen. Das Weiche streift fast ans Weichliche, zumal es Schumann an Entschlussfähigkeit ermangelte und er besonders in seinen Gefühlen sehr leicht zu beeinflussen war.

Viel Eifer und Fleiss, ja ein fast hastiger Drang nach Beschäftigung machen sich geltend, der zu dem sonst Bequemlichkeit-Liebenden, fast Schlaffen dieser Handschrift in merkwürdigem Gegensatz steht und vermutlich nervösen Charakters ist.

Starker Argwohn und intensives Misstrauen machen sich geltend, auch zeigt schon diese Handschriftprobe leichte psychische Anomalien.

Schumann war von Hause aus eine heitere Natur mit viel Sinn für die Freude, viel Sinn für Scherz und Komik, — auch viel Sinn für erotische Freuden. Und doch zeigt seine Handschrift — besonders in der zweiten Schriftprobe — eine tiefe Schwermuth, eine fast krankhafte Melancholie.

Die Handschrift ist wunderbar ästhetisch, nicht nur reich an den mannigfaltigsten musikalischen Kurven, sondern auch reich an bildnerischen Zeichen, Kurven, die auf ein starkes Talent für Formen und Farben hinweisen. Endlich zeigt sie noch eine sehr poetische Phantasie.

Die Handschrift ist geistvoll und scharfsinnig. Sie deutet auf einen philosophischen Kopf, der an der Form der Dinge nicht haften blieb, sondern nach ihrem Wesen forschte.

Ein guter Geschäftsmann war Schumann nicht, viel zu sehr Künstler und Philosoph, auch viel zu grossmüthig veranlagt. Sein Geld hat er wohl vielfach unbedachtsam, ja ungeschickt verausgabt.

In Bezug auf Ordnung war er mindestens genial, und zwar von Hause aus.

Die Handschrift macht einen ausgesprochen blonden, blauäugigen Eindruck, — es würde mich sehr interessiren zu erfahren, ob das zutreffend ist.

Bei aller Weichheit und Liebenswürdigkeit seines Charakters konnte Schumann übrigens auch scharf, ja feindlich werden, besonders unliebsamen Leuten gegenüber.

Eine gewisse Diplomatie und endlich ein schauspielerisches Talent sind noch zu erwähnen.

Schliesslich möchte ich noch bemerken, dass das Misstrauische und auch das Scharfe, Feindliche in der späteren Schriftprobe sehr viel entwickelter ist, dass es hier einen fast bösartigen Charakter zeigt."

Von den „kleinen Eigenheiten“ ist Schumanns Schweigsamkeit am auffallendsten. Richard Wagner hat sich ganz entsetzt über sie geäussert. Wie weit die Sache ging, zeigt ein von Wasielewski berichteter Vorgang. Der junge Schumann kam eines Abends unangemeldet zu der befreundeten Familie Voigt, nickte freundlich, „die Lippen in pfeitender Stellung, wie er gewöhnlich that, wenn ihm innerlich wohl war“, legte den Hut ab, öffnete das Clavier, griff ein paar Accorde, schloss das Instrument und verschwand, wie er gekommen war, ohne ein Wort gesprochen zu haben. Immer war Schumann zu einem gleichmässigen, ruhigen Leben geneigt. In jüngeren Jahren scheint er etwas viel Bier getrunken zu haben, doch scheint auch damals die Mässigkeit im weiteren Sinne des Wortes nicht oft verletzt worden zu sein. In Leipzig hat er Abends gewöhnlich still im „Kaffeebaum“ gesessen, hat dann zu Hause noch geschrieben. Als er bei Frau Devrient im rothen Colleg wohnte, spricht er von „künstlichen Mitteln“, um seine Abspannung su beseitigen. Auch scheint es damals einen Krach mit der Wirthin gegeben zu haben, an dem vielleicht diese Mittel schuld waren. Er schrieb dann, das melancholische Wetter und innere schwere Leiden hätten ihn wüst gemacht.

Eigentliche Noth hat Schumann nie erfahren. Der Kampf um die Braut war zwar lang und peinlich, aber die Ehe war durchaus glücklich. Schumann wurde Vater von acht Kindern. Eins starb früh an „Drüsenauszehrung“, zwei sind nach des Vaters Tode in reifem Alter gestorben, fünf haben 1880 noch gelebt. Im Jahr 1832 ist von „vorzeitiger Niederkunft“ der Frau die Rede: Ich weiss nicht, ob es sich um eine Fehlgeburt gehandelt hat, ein Kind wird nicht erwähnt. Sonst sind keine Fehlgeburten vorgekommen. An Verdruss und Aufregung hat es natürlich bei Schumann auch nicht gefehlt, aber es war schliesslich nicht mehr, eher weniger als die meisten Menschen zu erdulden haben.

Nun zu dem eigentlich Krankhaften.

Im Jahr 1830 hatte sich Schumann durch gewaltsame Fingerübungen, bei denen er sich in sein Zimmer eingeschlossen hatte, den dritten Finger der rechten Hand beschädigt, so dass dieser sich aufwärts bewegte, wenn er die Taste berühren sollte. Etwas Genaueres über die Sache ist nicht bekannt. Schumann bedient sich nur allgemeiner Ausdrücke. Im Herbste 1831 wird von „Erlahmung" der ganzen rechten Hand gesprochen. Dann aber ist es offenbar allmählich besser geworden, denn Schumann hat sein Lebenlang viel Klavier gespielt, wenn auch der Fingerkrampf ihm ein für allemal die Virtuosenthätigkeit verleidet hatte. Im Jahre 1831 wurde Schumann von Choleraangst ergriffen: „Ich hatte mir aber vor 14 Tagen so himmelfest eingebildet, ich bekäme die Cholera, und ich müsste daher reisen, weit, sehr weit, etwa nach Neapel oder Sicilien — die ganze Furcht ist seit einigen Tagen verschwunden mitsammt der Reiselust".

Im Sommer 1833 hatte sich Schumann, als er in Reichels Garten wohnte, Malaria zugezogen, die damals längs des Pleissenufers häufig war. Er klagt sehr, spricht von der „martervollen Krankheit". „Nicht einmal waschen darf ich mich". Im September hatte Schumann eine hochgelegene Wohnung (Burgstrasse 21, IV) bezogen. Als nun seine Schwägerin Rosalie gestorben war, gerieth er in heftige Gemüthsbewegung, und er soll sich zum Fenster hinauszustürzen versucht haben. Er selbst spricht von „der fürchterlichen Nacht des 17. Oktober" und von peinigendem Angstgefühle. Es folgte „fürchterliche Melancholie" mit Apathie. Seitdem hatte er eine Scheu vor hohen Stockwerken. „Ich bekomme an solchen Stellen Schwindel und Uebligkeiten, und kann mich in hohen Stocks nicht lange aufhalten" (Brief vom 5. August 1838). Ueber die „fürchterliche Nacht" schreibt Schumann Folgendes an Clara Wieck am 11. Februar 1838: „Dies war im Sommer 1833. Dennoch fühlte ich mich nur selten glücklich; es fehlte mir etwas; die Melancholie, durch den Tod eines lieben Bruders noch mehr über mich herrschend, nahm auch noch immer zu. Und so sah es in meinem Herzen aus, als ich den Tod von Rosalien erfuhr. — Nur wenige Worte hierüber, — — in der Nacht vom 17. zum 18. Oktober 1833 kam mir auf einmal der fürchterlichste Gedanke, den je ein Mensch haben kann, — der fürchterlichste, mit dem der Himmel strafen kann — der ‚den Verstand zu verlieren‘ — er bemächtigte sich meiner aber mit so einer Heftigkeit, dass aller Trost, alles Gebet wie Hohn und Spott dagegen verstummte. — Diese Angst aber trieb mich von Ort zu Ort — der Athem verging mir bei dem Gedanken, ‚wenn es — [? unleserlich] würde, dass du nicht mehr denken könntest‘ — Clara, der kennt keine Leiden, keine Krankheit, keine Verzweiflung, der einmal — so vernichtet war — damals lief ich denn auch in einer ewigen fürchterlichen Aufregung zu einem Arzt — sagte ihm alles, dass mir die Sinne oft vergingen, dass ich nicht wüsste, wohin vor der Angst, ja dass ich nicht dafür einstehen könnte, dass ich in so einem Zustand der äussersten Hilflosigkeit Hand an mein Leben lege“. Bemerkenswerth ist noch folgendes Urtheil Schumanns über sich selbst (28. Nov. 1837): „Was aber diese ganze dunkle Seite meines Lebens anlangt, so möchte ich Dir ein tiefes Geheimniss eines schweren psychischen Leidens, das mich früher befallen hatte, einmal offenbaren; es gehört aber viel Zeit [da] zu und umschliesst die Jahre vom Sommer 1833 an. Du sollst es aber noch erfahren einmal und hast dann den Schlüssel zu allen meinen Handlungen, meinem ganzen sonderbaren Wesen“. Im November 1833 schreibt er: da „ich nicht den Muth habe, allein nach Zwickau zu reisen, aus Furcht, es könne mir etwas geschehen. Heftiger Blutandrang, unaussprechliche Angst; Vergehen des Athems, augenblickliche Sinnesohnmacht wechseln rasch, obgleich jetzt weniger als in den vergangenen Tagen. Wenn Du eine Ahnung dieses ganz durch Melancholie eingesunkenen Zustandes hättest, so verziehest Du gewiss, dass ich nicht geschrieben“.

Am 31. Dezember 1836 schreibt er an seine Schwägerin Therese: „Ach bleibe mir gut! In einer tödtlichen Herzensangst, die mich manchmal befällt, hab' ich Niemanden als Dich“. An Clara schreibt er 1838, der Beginn des Jahres 1837 sei eine schlimme Zeit gewesen wegen der Entfremdung zwischen beiden. „Da sagte ich oft des Nachts zu Gott —, nur das Eine lass geduldig vorübergehen, ohne dass ich wahnsinnig werde, ich dachte einmal Deine Verlobung in den Zeitungen zu finden — da zog es mich am Nacken zu Boden, dass ich laut schrie". Doch dauerten wahrscheinlich die Verstimmungen nicht lange an. Am 11. September 1837 z. B. schreibt er Goethes Enkel: „Ich bin jetzt trefflicher Laune und fliege viel".

Aus den nächsten Jahren erfahren wir nicht viel über ernstliche Störungen. Jedoch fehlte es an vorübergehenden Verstimmungen nicht. Am 14. April 1838 schrieb Schumann zwar: „Das ist ein göttlich Ding, dieses nüchterne, arbeitsame Leben. Ja, ich glaube — und dies Geständniss soll Dir merkwürdig sein — meine Melancholie ist gar nicht so weit her und war nur Folge des Sitzens in die Nacht hinein". Aber am 20. Juni heisst es: „Krank bin ich. Und wie lange wird dies alles währen. Es steht alles so schreckhaft still jetzt". Am 1. August: „Ich war die Tage her so schrecklich traurig, krank und angegriffen, dass ich dachte, meine Auflösung wäre nahe". Am 10. April 1839 berichtet er von seinen „Ahnungen" vor dem Tode seines Bruders Eduard: er habe zur Zeit des Sterbens einen Choral von Posaunen gehört. Auch im Sommer zeigt sich wieder Verdüsterung. „Nun bitte ich Dich, meinen Namen manchmal leise dem Höchsten auszusprechen, dass er mich beschützen möge; denn ich kann Dir sagen, ich kann kaum noch beten, so bin ich vom Schmerz niedergebeugt und verstockt. Ich habe doch eine grosse Schuld auf mir, dass ich Dich von Deinem Vater getrennt habe — und dies foltert mich oft". Dann folgen wieder Ahnungen von Todesfällen. „Das alles sag ich Dir mit recht schwacher Stimme; denn mir ist es hier, als müsst ich mich auch gleich hinauslegen, wo so viele liegen, die mich geliebt . . . . nur bin ich manchmal sehr krank jetzt, so eigen schwach im ganzen Körper und namentlich auch im Kopf; das ist vom vielen Sinnen. Du musst es auch an meinen Briefen merken. Es greift mich Alles so fürchterlich an". Auch im Herbste des Jahres 1839 zeigte Schumann manchmal seltsame Launen. Im Jahre 1840 heirathete Schumann, und in den folgenden Jahren soll er sich in gehobener Stimmung befunden und viel componirt haben. Von nun an liegen nicht nur Briefe vor, sondern auch Angaben des Tagebuches, das von dem Ehepaare, besonders aber von der Frau geführt wurde.*)

Im Herbste 1842 erkrankte Schumann an „Nervenschwache“, wie er selbst es nennt, angeblich durch Ueberarbeitung. Im Frühjahre 1843 wurde es besser und Schumann konnte seine Arbeit wieder aufnehmen.

Im Jahre 1844 unternahm Frau Schumann eine Concertreise nach Russland, auf der Schumann sie begleitete. In Dorpat erkältete er sich stark und lag sechs Tage lang zu Bett. Es waren „rheumatische Beschwerden mit Angsterscheinungen“. Dann folgte „trübste Melancholie“. In Moskau traten heftige Schwindelanfälle auf, und Schumann zeigte sich sehr reizbar. Er litt unter dem Gedanken, nur der Mann seiner Frau zu sein, und notirte: „Kränkungen kaum zu ertragen“. In Moskau schrieb Schumann auch fünf Gedichte nieder. „Man kann sie nicht ohne schmerzliche Erschütterung lesen, diese in der Form wie im Inhalt eine merkwürdige Hilflosigkeit verrathenden Zeugen dunkelster Stunden. Erscheinen sie jetzt doch wie Vorboten der Schatten, die zehn Jahre später für immer über sein Leben Macht gewannen.“ Nach der Rückkehr bestand noch körperliches Unbehagen, aber Schumann konnte doch arbeiten. Im August „ernstliche Erkrankung“, „eine gänzliche Abspannung der Nerven, die ihm jede Arbeit unmöglich machte“ (T). Eine im September zur Erholung unternommene Harzreise verlief schlecht. Er „konnte kaum über das Zimmer ohne grösste Anstrengung gehen“ (T). Im October siedelte die Familie nach Dresden über. „Es vergingen nun acht schreckliche Tage. Robert schlief keine Nacht, seine Phantasie malte ihm die schrecklichsten Bilder aus, früh fand ich ihn gewöhnlich in Thränen schwimmend, er gab sich gänzlich auf“ (T). Nur langsam wurde der Zustand besser. Der behandelnde Arzt war damals Dr. Helbig, ein Homöopath. Sein Bericht folgt.

„Robert Schumann kam im October 1844 nach Dresden und war namentlich durch die Composition des Epilogs von Goethes Faust so sehr in Anspruch genommen worden, dass

*) T = Tagebuch.

er bei Abfassung des Schlusses dieses Musikstuckes in einen krankhaften Zustand verfiel, der sich durch folgende Erscheinungen aussprach: Sobald er sich geistig beschäftigte, stellten sich Zittern, Mattigkeit und Kälte in den Füssen und ein angstvoller Zustand ein mit einer eigentümlichen Todesfurcht, die sich durch Furcht vor hohen Bergen und Wohnungen, vor allen metallenen Werkzeugen (selbst Schlüsseln), vor Arzneien und Vergiftungen zu erkennen gab. Er litt dabei viel an Schlaflosigkeit und befand sich in den Morgenstunden am schlechtesten. Da er an jedem ärztlichen Recepte so lange studirte, bis er einen Grund gefunden hatte, die ihm verschriebene Arznei nicht einzunehmen, so verordnete ich kalte Sturzbäder, welche auch seinen Zustand so weit verbesserten, dass er wieder seiner gewöhnlichen (einzigen!) Beschäftigung, der Composition, nachhängen konnte. Da ich eine ähnliche Gruppe von Krankheitszufällen mehrmals bei solchen Männern, namentlich bei Expeditionern beobachtet hatte, welche im Uebermaass mit einer und derselben Sache (stetem Addiren etc.) beschäftigt waren, so führte dies zu dem Rathe, dass Schumann sich mindestens zeitweise mit einer Geistesarbeit anderer Art, als Musik, beschäftigen und zerstreuen möge. Er wählte selbst bald Naturgeschichte, bald Physik etc., stand aber schon nach ein bis zwei Tagen davon ab, und hing, er mochte sein wo er wollte, in sich gekehrt seinen musikalischen Ideen nach."

„Lehrreich für den Beobachter waren die mit dem hohen Grad von Entwickelung des Musik- und Gehörsinnes zusammenhängenden Gehörstäuschungen und das eigentümliche Gemüthsleben des Mannes. Das Ohr ist der Sinn, welcher in Nacht und Finsterniss am thätigsten ist, am spätesten einschläft, am frühesten erwacht, durch den sich selbst bei Fortdauer des Schlafs auf den Menschen durch Zuflüstern wirken lässt, der am meisten mit dem Gefühlsvermögen in Verbindung steht und in dessen Nähe die Organe der Vorsicht, Rache, Offensive, des Tonsinns etc. gelegen sind. Wer die Attribute der Finsterniss und Nacht, welche aufzuzählen der Raum nicht gestattet, sich vergegenwärtigt und damit Schumanns Gemüthsleben vergleicht, dem wird hierüber vieles erklärlich werden. Wenn wir bedenken, dass das Auge kein Licht empfinden, das Hirn keinen Gedanken verstehen könnte, wenn ersteres nicht Licht, letzteres nicht Gedanken in sich schaffen könnte, so wird uns auch ein Aufschluss über Schumanns Gehörstäuschungen werden."

Hier hören wir zum ersten Male von Gehörstäuschungen! Im December schreibt Schumann selbst an Dr. E. Krüger: ... „wie sehr krank ich war an einem allgemeinen Nervenleiden, das mich schon seit einem Vierteljahre heimgesucht."

Im Mai 1845 heisst es: „Roberts Nervenübel will noch immer nicht weichen" (T). Schumann schreibt am 17. Juli an Mendelssohn: . . . „was für einen schönen Winter ich gehabt, wie eine gänzliche Nervenabspannung und in ihrem Geleit ein Andrang von schrecklichen Gedanken mich fast zur Verzweiflung gebracht." Eine im August beabsichtigte Rheinreise musste wegen starker Schwindelanfälle abgebrochen werden. Im September heisst es in einem Briefe an Mendelssohn: „Etwas besser geht mir's schon: Hofrath Carus hat mir Früh-Morgen-Spaziergänge angerathen, die mir denn auch sehr gut bekommen; doch langt es überall noch nicht und es juckt und zuckt [?] mich täglich an hundert verschiedenen Stellen. Ein geheimnissvolles Leiden — wenn es der Arzt anpacken will, scheint es zu entschlüpfen". Die Besserung schritt fort, und der Winter scheint gut gewesen zu sein.

Schon im März 1846 traten wieder neue Störungen ein. Angeblich durch Ueberanstrengung bekam Schumann Singen und Brausen im Ohre, „sodass ihm jedes Geräusch zu Klang wurde." Ruhe und Biliner Wasser schienen Besserung zu bringen. Im Mai Schwindelanfälle; „dabei tiefe Hypochondrie". Als er sich in Maxen bei Pirna aufhielt, heisst es im Tagebuche: „er kann es nicht überwinden, dass er (von seinem Zimmer aus) immer den Sonnenstein sehen muss." Dabei fühlte er sich sehr matt, und jeder Spaziergang wurde ihm zur Qual. Im Juni starker Blutandrang nach dem Kopfe, grosse Unruhe und vollständige Unfähigkeit, zu arbeiten. Eine im Juli und August unternommene Reise nach Norderney wirkte, obwohl die trüben Gedanken nicht aufhörten, entschieden günstig. Vor der Seereise klagte Schumann in einem Briefe über sein Gehör: „ich verlor jede Melodie wieder, wenn ich sie eben erst in Gedanken gefasst hatte, das innere Hören hatte mich zu sehr angegriffen“. Der Winter war gut bis auf einzelne Schwindelanfälle und Verstimmungen.

Auch in den folgenden Jahren scheinen die schlechten Zeiten verhältnissmässig kurz gewesen zu sein. Im Januar 1848 z. B.: Ueberreizung und Abspannung der Kopfnerven, „wie er sie selten schlimmer empfunden“. „Trübe Tage“ (T). Im Februar: Besserung, leichte Arbeiten. Die vielfach unterbrochene Production nahm nach Wasielewski von 1847 an wesentlich zu und erreichte mit 30 grösseren und kleineren Werken im Jahre 1849 ihren Höhepunkt. Dabei muss sich Schumanns Zustand doch allmählich verschlechtert haben, denn in dieser Zeit wird zuerst von thörichten Handlungen berichtet, von plötzlichen und unmotivirten Abänderungen festgefasster Beschlüsse. Schumann liess z. B. die schon gepackten Koffer wieder auspacken, „weil die Ausgabe für das Vergnügen zu gross sei.“ Keferstein erzählte später, Schumanns Zustand in Dresden sei ihm recht bedenklich vorgekommen. Schumann habe ihm z. B. Steinwein vorgesetzt, den er für theures Geld vom Brockenwirthe verschrieben hatte.

Ueber die Zeit bis 1850 schreibt Litzmann (X. S. 128):

„Man gewinnt aus diesen Angaben, auch wenn man sonst gar nichts weiter von der Vergangenheit und Zukunft des Betreffenden wüsste, doch sicher das Bild der Lebenslinie eines kranken Mannes und einer Krankheit, die in wechselnder Stärke und mit längern Ruhepausen und mit wechselnden Symptomen, aber doch mit unheimlicher Regelmässigkeit immer wieder in Ueberreizungserscheinungen zu tage tritt, die wieder, was hier allerdings nur erst zwischen den Zeilen zu lesen war, ausnahmslos mit geistiger Ueberanstrengung in ursächlichem Zusammhange stehen, die allemal bei längerer Enthaltung von aller anstrengenden Arbeit sich verlieren, aber immer wieder wie ein Feind aus dem Hinterhalte hervorbrechen, sobald der Patient seiner neugewonnen Kraft froh zu werden beginnt und zur Arbeit zurückkehrt.

Und wenn man nun einen Blick in das Kompositionsverzeichniss Schumanns aus den Jahren 1845—1850 wirft und sich dabei klar macht, welch eine überwältigende Fülle von schöpferischer Kraft nach den verschiedensten Richtungen hin dieser, von solchen Dämonen unablässig belauerte und verfolgte Geist, den versagenden Nerven zum Trotz, mit eiserner Energie seinem schwachen Körper und seinem zartorganisirten seelischen Organismus abzuringen gewusst, so weht es einem an wie der Anhauch vom Grabe eines Helden. Keiner, auch die nächsten nicht, hatten doch eine deutliche Vorstellung davon, mit welchen Gewalten der oft so verdüsterte, unzugängliche, reizbare, launische Mann zu kämpfen hatte, und vor allen Dingen keiner, dass das, was er da in schier unerschöpflicher Fülle an Wohllaut über seine Zeit ausströmen liess, erkauft war im eigentlichen Sinne des Wortes mit der langsamen Zerstörung seiner Lebenskraft.

Schumanns letzte verderbliche Krankheit, urtheilte nachmals die berufenste Stimme*), war nicht .... eine primäre spezifische Geisteskrankheit; sie bestand vielmehr in einem langsam aber unaufhaltsam sich vollziehenden Verfall der Organisation und der Kräfte des Gesammtnervensystems, von welchem die psychische Alienation nur eine Theilerscheinung war. Abgesehen von einem etwa in seiner ursprünglichen Organisation gelegenen Krankheitskeim, wie ihn wohl jeder Mensch in sich trägt, hatte dieses Leiden, wie immer, seine Ursache in einem durch Ueberanstrengung herbeigeführten Verbrauch und Hinschwinden der Substanz der psychisch fungirenden Zentraltheile des Nervensystems, mit welchem die Wiederherstellung derselben nicht mehr gleichen Schritt zu halten vermochte. Ein ungemessenes geistiges, zumal künstlerisches Produciren muss als die ergiebigste Quelle für diese schreckliche, allen Heilbemühungen trotzende Krankheit betrachtet werden“.

---

*) Geh. Rath Richarz, der Leiter der Endenicher Anstalt, Schumanns letzter Arzt, in einem Aufsatze der Kölnischen Zeitung a. d. J. 1873: Rob. Schumann.

Im Jahre 1850 wird wieder „Ueberanstrengung", „Ueberreizung" citirt; die Angst vor hochgelegenen Wohnungen tritt stärker hervor; der Gedanke, so zu sterben wie Mendelssohn, wird zur fixen Idee. In einem Brief an F. Hiller von 1849 erkundigte er sich, ob er in Düsseldorf ein Irrenhaus erblicken müsse. „Ich muss mich sehr vor allen melancholischen Eindrucken der Art in Acht nehmen". „Die ganze Zeit her litt ich an Kopfschmerzen, die mich an allem Arbeiten und Denken hinderten".

Am 1. September 1850 siedelte Schumann nach Düsseldorf über. Ueber die erste Zeit erfährt man nicht viel, dann aber scheint es deutlich abwärts gegangen zu sein. Freilich die Frau scheint bis kurze Zeit vor der Katastrophe nichts gemerkt zu haben, wir wissen aber, dass die Angehörigen, besonders die weiblichen, recht beträchtliche Veränderungen des Geisteszustandes oft gar nicht wahrnehmen. Schon 1852 werden „Apathie, Verträumtheit, eigenthümliche, sich zeitweise bemerkbar machende Schwerfälligkeit im Sprechen, Nachlassen der musikalischen Gestaltungskraft" erwähnt. Nach Spitta soll man manche der Düsseldorfer Compositionen „nicht ohne peinliche Empfindung" hören können. Wasielewski sagt, die schwerfällige Sprache sei vorher schon vorhanden gewesen, sei nur in höherem Grade jetzt aufgetreten. Schumanns körperliche Haltung war schlaff, es ging ihm alles zu rasch, und er verlangte beim Dirigiren Verlangsamung der Tempi. Dabei war das subjektive Krankheitgefühl geringer als früher und der Drang zur Composition sehr lebhaft. Im Sommer 1852 „ernstliche Erkrankung". Zuerst „rheumatisches Leiden". Dann „Schlaflosigkeit, Gemüthsverstimmung". Schumann suchte Erholung in Godesberg, schadete sich aber wohl mehr durch Herumlaufen in der Hitze. Am 2. Juli „nervöser Krampfanfall". In Düsseldorf brauchte Schumann dann Rhein-Bäder. „Robert ist schrecklich heimgesucht von hypochondrischen Gedanken" (T). Doch dirigirte er zuweilen noch. Im August notirt er selbst: „Traurige Ermattung meiner Kräfte". „Schwere Leidenszeit". Im Herbste wurde es besser. Im October wieder ein Schwindelanfall. Im November schreibt Schumann: „Besuch von Hiller. Merkwürdige Gehörsaffectionen". Im December heisst es in einem Briefe an R. Pohl: „Ich lag fast die Hälfte dieses Jahres sehr krank darnieder an einer tiefen Nervenverstimmung — Folge vielleicht zu angestrengter Arbeit. Erst seit 5—6 Wochen geht es mir wieder besser“.

Im Jahre 1853 begeisterte sich Schumann für das Tischrücken, und zwar, wie seine Freunde meinten, in krankhafter Weise. Er componirte viel und war in der Regel heiter. Am 30. Juli ein Anfall, den Schumann „Nervenschlag“ nannte, den der Arzt ihm zum Troste als Hexenschuss bezeichnete, den Freunden gegenüber aber als bedenkliches Zeichen. Mehr und mehr traten die Gehörstäuschungen hervor; „ich kann nicht mehr lesen, ich höre fortwährend A.“ Im August notirt Schumann selbst: „sonderbare Sprachorganschwäche“. Dabei immer „heitere, fast gehobene Stimmung“. Im Tagebuche findet man: „heiter“, „Freude“. Auf einer Reise nach Holland im November nächtlicher Anfall der „unnatürlichen Gehörsaffectionen“. Im Winter glaubte Schumann einen Ton zu hören, aus dem sich allmählich Harmonieen, ja ganze Tonstücke entwickelten. Endlich traten auch Geisterstimmen hinzu, die bald in versöhnendem, bald in verfolgendem, vorwurfsvollem Tone ihm Zuflüsterungen machten.

Im Anfange des Jahres 1854 brach der Kranke zusammen.

Schumanns eigenhändige Eintragungen in sein Ausgabenbuch lauten (Litzmann II p. 295):

„10. [Februar 1854.] Abends sehr starke und peinliche Gehöraffection.

11. Traurige Nacht (Gehör- und Kopfleiden). Mit Dietrich auf der Bibliothek.

12. Noch schlimmer, aber auch wunderbar . . ? . . zeigt sich Ein fest Burg.*)

13. Wunderbare Leiden.

14. Am Tage ziemlich verschont. Gegen Abend sehr stark, musiciren. (Wunderschöne Musik.)

15. Leidenzeit Dr. Hasenclever.

16. Nicht besser. Alle Gedichte zusammengetragen.

---

*) Brief an Jul. Stern vom 12. Februar: „Ich lebe oft in lieblichen Sphären, wo es mir sehr gut gefällt“.

17. Besser“.

18. und 19. fehlt jede Eintragung.

Am 20. ist noch das „Wochengeld“ gebucht.

Am 21. eine ganze Reihe von Ausgaben.

Am 22. nichts: am 23. noch einmal Ausgaben. 24., 25., 26. noch vorgezeichnet, aber nicht mehr ausgefüllt.

Die Aufzeichnungen der Frau Sch. giebt ebenfalls Litzmann (II p. 95) wieder. „Freitag, den 10., in der Nacht auf Sonnabend, den 11., bekam Robert eine so heftige Gehörsaffektion die ganze Nacht hindurch, dass er kein Auge schloss. Er hörte immer ein und denselben Ton und dazu zuweilen noch ein andres Intervall. Den Tag über legte es sich. Die Nacht auf Sonntag, den 12., war wieder ebenso schlimm und der Tag auch, denn das Leiden blieb nur zwei Stunden am Morgen aus und stellte sich schon um 10 Uhr wieder ein. Mein armer Robert leidet schrecklich! Alles Geräusch klingt ihm wie Musik! Er sagt, es sei Musik so herrlich mit so wundervoll klingenden Instrumenten, wie man auf der Erde nie hörte! Aber es greift ihn natürlich furchtbar an. Der Arzt sagt, er könne gar nichts thun. Die nächstfolgenden Nächte waren sehr schlimm — wir schliefen fast gar nicht ..... Den Tag über versuchte er zu arbeiten, doch es gelang ihm nur mit entsetzlicher Anstrengung. Er äusserte mehrmals, wenn das nicht aufhöre, müsse es seinen Geist zerstören...... Die Gehörsaffektionen hatten sich soweit gesteigert, dass er ganze Stücke wie von einem vollen Orchester hörte, von Anfang bis zum Ende, und auf dem letzten Akkorde blieb der Klang, bis Robert die Gedanken auf ein andres Stück lenkte. Ach, und nichts konnte man thun zu seiner Erleichterung!

Die Gehörstäuschungen steigerten sich vom 10.—17. Februar in hohem Grade. Wir nahmen einen andern Arzt, Regimentsarzt Dr. Böger, an, und auch Hasenclever kam täglich, jedoch nur als rathender Freund.

Freitag, den 17., nachts, als wir nicht lange zu Bett waren, stand Robert wieder auf und schrieb ein Thema auf, welches, wie er sagte, ihm die Engel vorsangen;*) nachdem er es beendet, legte er sich nieder und phantasirte nun die ganze Nacht, immer mit offenen, zum Himmel aufgeschlagenen Blicken; er war des festen Glaubens, Engel umschweben ihn und machen ihm die herrlichsten Offenbarungen, alles das in wundervoller Musik; sie riefen uns Willkommen zu, und wir würden beide vereint, noch ehe das Jahr verflossen, bei ihnen sein . . . Der Morgen kam und mit ihm eine furchtbare Änderung! Die Engelstimmen verwandelten sich in Dämonenstimmen mit grässlicher Musik; sie sagten ihm, er sei ein Sünder, und sie wollen ihn in die Hölle werfen, kurz, sein Zustand wuchs bis zu einem förmlichen Nervenparoxysmus; er schrie vor Schmerzen (denn wie er mir nachher sagte, waren sie in Gestalten von Tigern und Hyänen auf ihn losgestürzt, um ihn zu packen), und zwei Aerzte, die glücklicherweise schnell genug kamen, konnten ihn kaum halten. Nie will ich diesen Anblick vergessen, ich litt mit ihm wahre Folterqualen. Nach etwa einer halben Stunde wurde er ruhiger und meinte, es lassen sich wieder freundlichere Stimmen hören, die ihm Muth zusprechen. Die Aerzte brachten ihn zu Bett, und einige Stunden liess er es sich auch gefallen, dann stand er aber wieder auf und machte Korrekturen von seinem Violoncellkonzert, er meinte dadurch etwas erleichtert zu werden von dem ewigen Klange der Stimmen. Sonntag, den 19., brachte er im Bett zu unter grossen Qualen der bösen Geister! Dass wirklich überirdische und unterirdische Menschen ihn umschweben, liess er sich durchaus nicht ausreden; wohl glaubte er, wenn ich ihm sagte, er sei sehr krank, seine Kopfnerven furchtbar überreizt, aber von dem Glauben an die Geister brachte ich ihn keinen Augenblick ab, im Gegentheil

---

*) Bei Erler heisst es, Schumann habe „jene rührend fromme Melodie in Esdur“ aufgeschrieben, „deren Entstehung eine so merkwürdige ist. Schubert, der Liebling des Jünglings Schumann, und Mendelssohn, das Vorbild des gereiften Meisters, waren ihm in der Nacht erschienen und hatten ihm, wie er fest versicherte, jene Weise vorgesungen“. In der Folge habe „der Meister noch eine Reihe von Variationen, ich glaube deren fünf, zu jener in der Nacht gefundenen Esdur-Melodie niedergeschrieben“.

sagte er mir mehrmals mit wehmüthiger Stimme, du wirst mir doch glauben, liebe Clara, dass ich dir keine Unwahrheiten sage! Es blieb mir nichts übrig, als ihm ruhig zuzugeben, denn ich regte ihn durch Zureden nur noch mehr auf. Abends 11 Uhr wurde er plötzlich ruhiger, die Engel versprachen ihm Schlaf .... Montag, den 20., verbrachte Robert den ganzen Tag an seinem Schreibpult, Papier, Feder und Tinte vor sich, und horchte auf die Engelstimmen, schrieb dann wohl öfter einige Worte, aber wenig, und horchte immer wieder. Er hatte dabei einen Blick voll Seligkeit, den ich nie vergessen kann; und doch zerschnitt mir diese unnatürliche Seligkeit das Herz ebenso, als wenn er unter bösen Geistern litt. Ach es erfüllte ja dies alles mein Herz mit der furchtbarsten Sorge, welch ein Ende das nehmen solle; ich sah seinen Geist immer mehr gestört und hatte doch noch nicht die Idee von dem, was ihm und mir noch bevorstand. Dienstag, den 21. Februar, schliefen wir wieder die ganze Nacht nicht; er sprach immer davon, er sei ein Verbrecher und solle eigentlich immer in der Bibel lesen u. s. w. Ich merkte überhaupt, dass sein Zustand immer aufgeregter wurde, wenn er in der Bibel las, und kam dadurch auf die Idee, dass er sich beim Lesen derselben, als er für seinen Dichtergarten sammelte, vielleicht zu sehr in Dinge hineinvertieft, die seinen Geist verwirrten, wie denn sein Leiden fast durchgängig religiöser Art, förmliche Ueberspannung war.

Die nächstfolgenden Tage blieb es immer dasselbe, immer abwechselnd gute und böse Geister um ihn, aber nicht mehr immer in Musik, sondern oft nur sprechend. Dabei aber hatte er so viel Klarheit des Geistes, dass er zu dem wundervoll rührenden, wirklich frommen Thema, welches er in der Nacht des 10. niedergeschrieben, ebenso rührende, ergreifende Variationen machte, auch schrieb er noch zwei Briefe, einen Geschäftsbrief an Arnold nach Elberfeld und einen an Holl in Amsterdam.

In den Nächten hatte er oft Momente, wo er mich bat von ihm zu gehen, weil er mir ein Leid anthun könnte! ich ging dann wohl auf Augenblicke, um ihn zu beruhigen; kam ich dann wieder zu ihm, so war es wieder gut . . . . Oft klagte er, dass es in seinem Gehirn herumwühle, und dann behauptete er, es sei in kurzer Zeit aus mit ihm, nahm dann Abschied von mir, traf allerlei Verordnungen über sein Geld und Kompositionen u. s. w. . . . Sonntag, den 26. war die Stimmung etwas besser, und da spielte er dem Herrn Dietrich abends noch mit grösstem Interesse eine Sonate von einem jungen Musiker, Martin Cohn, vor, geriet aber dabei in eine so freudige Exaltation, dass ihm der Schweiss nur so herunterfloss von der Stirn. Darauf ass er mit furchtbarer Hast viel zu Abend. Da plötzlich $9\frac{1}{2}$ Uhr stand er vom Sopha auf und wollte seine Kleider haben, denn er sagte, er müsse in die Irrenanstalt, da er seiner Sinne nicht mehr mächtig sei und nicht wissen könne, was er in der Nacht am Ende thäte . . . . Herr Aschenberg, unser Hauswirt, kam sogleich herauf, ihn zu beruhigen, ich sandte nach dem Dr. Böger; Robert legte sich alles zurecht, was er mitnehmen wolle, Uhr, Geld, Notenpapier, Federn, Zigarren, kurz, alles mit der klarsten Ueberlegung; und als ich ihm sagte: „Robert willst du deine Frau und Kinder verlassen?“ erwiderte er: „es ist ja nicht auf lange, ich komme bald genesen zurück!“

Dr. Böger bewog ihn aber, zu Bett zu gehen, und vertröstete ihn auf morgen. Mir erlaubte er die Nacht nicht, bei ihm zu bleiben, ich musste einen Wärter holen lassen, blieb aber natürlich im Nebenzimmer. Anfangs unterhielt er sich mit dem Herrn Bremer (den ich hatte holen lassen) ziemlich unbefangen, dann las er viel in Journalen, und zuletzt schlummerte er wohl minutenweise.

Frl. Junge war mir neben der Bertha, die sich wirklich als eine treue Seele zeigte, eine recht trostreiche Stütze; sie verbrachte mehrere Nächte mitwachend hier. . . . Ach welch schrecklicher Morgen sollte heranbrechen. Robert stand auf, aber so tief melancholisch, dass es sich nicht beschreiben lässt! Wenn ich ihn nur berührte, sagte er: „Ach, Clara, ich bin deiner Liebe nicht werth“. Das sagte Er, zu dem ich immer in grösster, tiefster Verehrung aufblickte . . . ach, und alles Zureden half nichts. Er schrieb die Variationen aufs Reine, noch war er an der letzten, da plötzlich — ich hatte nur auf wenige Augenblicke das Zimmer verlassen und Mariechen zu ihm sitzen lassen, um mit Dr. Hasenclever etwas im andern Zimmer zu sprechen (überhaupt aber hatte ich ihn schon seit 10 Tagen keinen Augenblick allein gelassen) — verliess er sein Zimmer und ging seufzend ins Schlafzimmer. Marie glaubte, er werde gleich wiederkehren, doch er kam nicht, sondern lief, nur im Rock, im schrecklichsten Regenwetter, ohne Stiefel, ohne Weste fort. Bertha stürzte plötzlich herein und sagte es mir, dass er fort sei — was ich empfand, ist nicht zu beschreiben, nur so viel weiss ich, dass es mir war, als höre das Herz auf zu schlagen. Dietrich, Hasenclever, kurz alle, die nur da waren, liefen fort, ihn zu suchen, fanden ihn aber nicht, bis zwei Fremde ihn nach etwa einer Stunde nach Haus geführt brachten; wo sie ihn gefunden und wie, ich konnte es nicht erfahren . . . . aber ich Unglückliche sah ihn nicht mehr! Als man ihn zu Haus ins Bett gebracht, wollte man ihn nicht aufregen durch das Wiedersehen mit mir, und so entschloss ich mich, für diesen Tag zu Frl. Leser mitzugehen, denn im Haus bleiben und ihn nicht sehen, das wäre mir zuviel gewesen!“ . . . . .

Der Kranke hatte sich in den Rhein gestürzt. Er wurde nun in die Privatheilanstalt Endenich bei Bonn, deren Director Dr. Richarz war, gebracht. Im März heisst es, Schumann sei im Ganzen besser, habe aber oft Beängstigungen, wo er dann unruhig auf- und abgehe, zuweilen auch niederknie und die Hände ringe. Im August schreibt Grimm an Frau Schumann, er habe den Kranken gesehen. Dieser sei gerade vom Spaziergange zurückgekommen und habe freundlich geantwortet. Zuweilen habe er gelacht, Verworrenes sei nicht zum Vorscheine gekommen. Dabei sehe er wohl aus. Dr. Peters klage über Schumanns Schweigsamkeit. Wenn er nicht sprach, hielt er sein Taschentuch mit der rechten Hand vor die Lippen. Aufregung und Gehörstäuschungen seien nicht mehr vorhanden, jedoch zuweilen wunderliche Vorstellungen von Vergiftung. „Schreiben soll er manches, aber so unleserlich, dass weder Dr. Richarz noch Dr. Peters mehr als einzelne Worte entziffern können.“ Meist seien es abgebrochene Sätze über Musik. Einmal habe er geschrieben: „Robert Schumann, Ehrenmitglied des Himmels.“ Im Frühjahre 1855 trat deutliche Besserung ein. Schumann fing wieder an, sich zu beschäftigen, und schrieb wieder Briefe. Es liegen manche Aeusserungen von Besuchern über seinen Zustand vor, doch erfährt man aus ihnen nicht viel, und die Aussagen der Aerzte sind sehr vorsichtig gefasst. Die Briefe geben den meisten Aufschluss. Man muss bei ihnen Inhalt und Form unterscheiden. Anstösse durch den Inhalt habe ich nur bei zwei der veröffentlichten Briefe gefunden, die kurz vor dem Zusammenbruche geschrieben sind. Am 17. Jan. 1854 schreibt Schumann an Strackerjan: „Könnte ich doch manchmal in einen unsichtbaren Faustmantel gehüllt, Ihren Aufführungen beiwohnen“. Am 6. Febr. schreibt er an Joachim: „Ja, ich glaub es auch — die Virtuosenraupe wird nach und nach abfallen und ein prächtiger Compositionsfalter herausfliegen. Nur nicht zu viel Trauermantel, auch manchmal Distelfink.“ Es ist ja nicht allzu schlimm, aber in älteren Briefen finden sich solche Entgleisungen niemals. Die Form der Briefe Schumanns war von jeher durch eine schlechte, oft unleserliche Handschrift und durch eine gewisse Flüchtigkeit gekennzeichnet.*) Jansen sagt ausdrücklich: „Schumann schrieb seine Briefe ausserordentlich rasch, und es passirte ihm nicht selten, dass er ein Wort ausliess“. Auf solche Fehler wird daher bei Beurtheilung der letzten Briefe kein Gewicht zu legen sein. Diese sind theils geschäftlicher Art, theils an die Frau gerichtet. Von den Briefen Schumanns an den Verleger Simrock aus 1855 sagt Erler, sie seien „merkwürdig klaren Inhalts und stilistisch vollkommen. Die Handschrift selbst hat eine merkwürdige Veränderung erfahren, sie ist viel stärker in den Strichen geworden, hat sozusagen einen starren Ausdruck angenommen, während sie bis zur Mitte der vierziger Jahre den Charakter der Leichtigkeit oder, noch besser gesagt, den der Flüchtigkeit wahrte. Schon

*) In dem bilderreichen Buche von Abert über Robert Schumann findet man eine Anzahl von Schriftproben.

in der Zeit des Dresdener Aufenthaltes wird die Handschrift klarer; vermochte man früher einzelne Worte nur aus dem Sinne zu construiren — ich habe thatsächlich oft stundenlang grübeln müssen — so geben die Briefe aus Dresden und noch weniger die aus Düsseldorf jemandem durch ihre Schrift keinerlei Räthsel auf". Aehnlich sagt Litzmann von dem letzten Briefe Schumanns an seine Frau: „Die Schriftzüge sind, wie überhaupt die meisten Briefe aus der Krankheit, gegen früher auffallend klar und deutlich, und durchaus im Charakter der Handschrift". Dieser letzte Brief ist am 5. Mai 1855 geschrieben und lautet:

„Liebe Clara!

Am 1. Mai sandte ich Dir einen Frühlingsboten; die folgenden Tage waren aber sehr unruhige; Du erfährst aus meinem Brief, den Du bis übermorgen erhältst, mehr. Es wehet ein Schatten darin; aber was er sonst enthält, das wird Dich, meine Holde, erfreuen.

Den Geburtstag unseres Geliebten wusste ich nicht; darum muss ich Flügel anlegen, dass die Sendung noch morgen mit der Partitur ankommt.

Die Zeichnung von Felix Mendelssohn hab' ich beigelegt, dass Du [sie] doch ins Album legtest. Ein unschätzbares Andenken!

Leb wohl, Du Liebe!
Dein
Robert."

Recht lehrreich ist der Inhalt der an die Frau gerichteten Briefe. Sie sind durchaus freundlich, aber auffallend stimmungslos. Obwohl er aus so betrübenden Gründen seiner Familie für lange Zeit entrissen ist, äussert er weder Schmerz, noch Sehnsucht, und diese Affectlosigkeit tritt um so mehr hervor, wenn man an das Verhalten des noch gesunden Schumann zur Frau denkt. Er schreibt so, als wäre er für einige Wochen in einer Sommerfrische, und macht sich offenbar auch um die Zukunft wenig Sorgen. Dagegen lebt er in der Vergangenheit, erinnert an das und jenes, und ist offenbar dabei ganz gut orientirt.

Die Besserung hielt nicht Stand. Die alten Störungen zeigten sich wieder, und sowohl die geistigen wie die körperlichen Kräfte Schumanns nahmen stetig ab. In der letzten Zeit schreibt Brahms an Frau Schumann nach einem Besuche in Endenich, es sei keine Hoffnung mehr, der Kranke habe sich zwar bei seinem Anblicke gefreut, „war aber nicht im Stande gewesen, sich anders als in einzelnen wirr durcheinander huschenden, unarticulirten Worten verständlich zu machen“.

Am 9. Juli 1856 beendete ein sanfter Tod die Leiden Schumanns. Dr. Richarz hat auf Wasielewskis Bitte, „Mittheilungen“ über Schumanns Krankheit und Tod gemacht, die hier folgen mögen. Den Aufsatz in der Kölnischen Zeitung kenne ich nicht.

„Mittheilungen des Geh. Sanitätsraths Dr. Richarz in Endenich bei Bonn über Robert Schumanns Krankheitsverlauf und Tod.

Recht gerne entspreche ich Ihrem Wunsche, über das Wesen der Krankheit und die Todesart Robert Schumanns von mir einige Mittheilungen zu erhalten. Am zweckmässigsten werde ich dabei von dem Befunde bei Obduction der Leiche, als von einer sichern, objectiv gegebenen Basis ausgehen und einer einfachen Aufzählung der vorgefundenen hauptsächlichsten materiellen Producte der tödtlichen Krankheit eine kurze Erläuterung aus dem Grundcharacter und den Verlauf derselben folgen lassen. Was ausser dem Gehirn Abnormes in der Leiche entdeckt wurde, übergehe ich als überhaupt unbedeutend und für Ihren Zweck gänzlich irrelevant. Die Hauptergebnisse der Untersuchung bot natürlich, und wie mit Sicherheit zu erwarten stand, das Gehirn dar. Es wird nicht uninteressant sein, wenn ich hier die Bemerkung vorausschicke, dass sich die transversalen Markstreifen am Boden der 4ten Hirnhöhle (die Wurzeln der Gehörnerven) zahlreich und fein gebildet fanden. Von Abnormitäten zeigten sich dann, nach steigender Wichtigkeit, wie nach ihrer genetischen Wichtigkeit geordnet, folgende:

1. Ueberfüllung aller Blutgefässe, vorzüglich an der Basis des Gehirns.

2. Knochenwucherung an der Basis des Schädels, und zwar sowohl abnorm starke Entwickelung normaler Hervorragungen, als Neubildung anormaler Knochenmassen, die zum Theil mit ihrem spitzigen Ende die äusserste (die harte) Hirnhaut durchdrangen.

3. Verdickung und Entartung der beiden innern (der weichen) Häute des Gehirns und Verwachsung der innersten (der Gefäss-) Haut mit der Rindensubstanz des grossen Gehirns an mehreren Stellen.

4. Ein nicht unbedeutender Schwund (Atrophie) des Gehirns im Ganzen, indem das Gewicht desselben beinahe 7 Unzen (preuss. Medic.-Gewicht) weniger betrug, als es nach Schumanns Lebensalter sollte.

Diese 4 Punkte stehen in der allernächsten Verbindung mit den seit vielen Jahren bei Schumann vorhanden gewesenen psychischen Zuständen; sie bezeichnen in ihrem Verein ein sehr schweres Leiden der ganzen Persönlichkeit, welches seine zartesten Wurzeln in der Regel schon im frühen Lebensalter des Menschen treibt, immer nur allmählich sich ausbildet, mit der ganzen Individualität verwächst und erst nach langer Vorbereitung in offenbares Irresein auszubrechen pflegt. Dieser Krankheitsverlauf lässt sich auch in Schumann's Leben deutlich genug nachweisen und wird insbesondere die schon seit Langem bemerkbar gewesene Schwerfälligkeit seiner Sprache gewöhnlich als die erste der von diesem Hirnzustande ausgehenden Lähmungen beobachtet. Eine der vorzüglichsten äussern Ursachen dieser Krankheit bildet geistige Ueberanstrengung, übermässige psychische Thätigkeit im allgemeinen, geistige Ausschweifung möchte ich sagen: eine Gefahr, welcher das künstlerische, namentlich das musikalische Schaffen sehr leicht ausgesetzt ist. Kein Zweifel, dass solche Excesse auch bei Schumann bestanden und die Krankheit herbeigeführt haben. Dem Gehirn strömt dabei, wie jedem überangestrengten Organe, für eine gewisse Zeit und bis zu einem gewissen Maasse eine, der übermässigen Thätigkeit entsprechend vermehrte Blutmenge zu. Nächste Folge aber ist Gefässerweiterung, constante Blutfülle, Ausschwitzungen aus dem Blute (hier Knochenwucherung),

Verdickung und Entartung der Häute: weitere Folge, Verwachsung der innersten (der Gefäss-) Haut mit der Hirnsubstanz, Unfähigkeit dieser Haut, ihre Function der Blutzufuhr zum Gehirn zu erfüllen, Abnahme der Ernährung der Gehirnmasse, Schwinden derselben.

Das psychische Leiden, welches aus dieser organischen Hirnkrankheit entspringt, trägt immer den Charakter des Schwachsinns an sich, d. h. einer allmählichen Abnahme der intellectuellen Kräfte, die übrigens bei Schumann erst spät bis zu höhern Graden sich entwickelte. Die Gemüthsverfassung ist dabei in der Regel die der Exaltation, und wenn intercurrent auch kurze Perioden der Depression auftreten, so bleibt doch jene stets vorwaltend.

Unserm grossen Tonkünstler war es anders beschieden: in seiner Organisation müssen die Bedingungen dafür gelegen haben, dass seine geistige Schwäche von Anfang bis zu Ende von melancholischer Depression begleitet war, wie dieses allerdings in seltenen Fällen dieser Art vorkommt. Statt der narrenhaften Heiterkeit, des eitel erhöhten Selbstgefühls und des flachen Optimismus, die gewöhnlich solche Kranke trotz des Zusammenbrechens ihrer Kräfte beseligen und mit grandiosen Wahnbildern umgaukeln, war der diesem Geiste anerschaffene Ernst, die ihm eigene Ruhe und Schweigsamkeit, sein in sich gekehrtes beschauliches Wesen in gesunden Tagen auch die Unterlage der Gemüthsverstimmung in der Krankheit, der Schwermuth nämlich und des Trübsinnes mit den entsprechenden Wahnvorstellungen der Verfolgung, der geheimen Berückung, Verkürzung seines Rechtes und seines Werthes, des Versagens der ihm gebührenden Anerkennung, endlich der geheimen Vergiftung.

Diese während Schumanns Krankheit ununterbrochen andauernde Melancholie war sicher das Ergebniss eines grösseren Fonds von primitiver geistiger Kraft, als er da vorhanden ist, wo wie gewöhnlich die Exaltation bei diesem Leiden sich einstellt. Das ruhige Beharren und Ansichhalten der Melancholie im Leiden ist der Ausdruck von Kraft gegenüber jener Neigung zu ohnmächtigen Reactionen, welche die Schwäche kennzeichnet. Umschwebt doch der poetische Duft einer hehren Melancholie wie ein Hauch der Vergänglichkeit jede grosse und erhabene Erscheinung in der Weltgeschichte, wie in der Kunst (man denke nur an Beethoven).

Die Melancholie erhielt dem Kranken ein höheres Bewusstsein seiner selbst; aber auch seiner Krankheit, als es sonst unter gleichen Umständen der Fall ist; sie entstellte weniger die ursprüngliche Persönlichkeit, und bedingte eine der Schwere des Leidens angemessene Stimmung, als die Exaltation gethan haben würde, die solchen Kranken bei augenscheinlichem Verfall der leiblichen und geistigen Kräfte nicht nur meistens jedes Bewusstsein eines Leidens raubt, sondern auch eine mit der Wirklichkeit auf's Grässlichste contrastirende Stimmung verleiht, die das Gefühl des Beobachters auf's Tiefste verletzt, weil sie von der früheren Persönlichkeit gemeinlich nur noch ein Zerrbild erkennen lässt.

Diese Melancholie machte denn auch eine so grosse scheinbare Besserung möglich, wie sie Schumann im Frühjahr 1855 darbot, bei der übrigens die Fortdauer einiger der schlimmsten Erscheinungen, wenn auch im geänderten Grade, den Kundigen nicht über den Werth der günstigen Veränderung im äusseren Verhalten täuschen konnte, die den Patienten damals nur wenig von seinem gewöhnlichen Erscheinen, vor der Katastrophe in Düsseldorf, verschieden zeigte.

Die Melancholie stand ferner im engsten ursächlichen Zusammenhang mit den Hallucinationen, die, anfänglich nur, oder doch hauptsächlich im Gehör vorkamen (als Stimmenhören, Hören von Worten und Redensarten, deren Bedeutung den obengenannten Wahnvorstellungen entsprach), und erst später bei zunehmender Schwäche auch im Geruch und Geschmack auftreten, gegen das Lebensende aber in diesen Sinnen die höchste Stufe erreichten, als sie für das Gehörorgan schon längst erloschen waren.

Die Melancholie endlich war es, die, obschon im obigen Sinne ein Zeichen höherer Kräftigkeit, gleichwohl das Ende des verehrten Meisters beschleunigte: während nämlich bei der Exaltation in dieser Krankheit oft ungeachtet des rapiden Unterganges aller höhern Kräfte des Organismus die vegetative Seite desselben nur wenig beeinträchtigt erscheint, war hier der Gang insofern ein umgekehrter, als die geistigen Fähigkeiten und die ihnen zugesellten Triebe, Neigungen und Gewohnheiten sich bis in die letzte Lebenszeit, wenngleich stetig sinkend, auf einer verhältnissmässig grossen Höhe behaupteten, dahingegen die allgemeine körperliche Ernährung unter dem Einflusse des auf dem Nervensystem lastenden Druckes der Melancholie nur eine gewisse Zeitlang künstlich und mühsam aufrecht erhalten werden konnte, wonach dieselbe unter häufiger Nahrungsverweigerung in ein unaufhaltsames Sinken gerieth, so dass bei äusserster Abmagerung der Tod erfolgen musste".

In einem Aufsatze Schaaffhausens über Schumanns Gehirn und Gehörorgan findet sich noch Folgendes. Der Vf. hat im Jahre 1880 Gelegenheit gehabt, Schumanns Schädel dem Grabe zu entnehmen und einen Schädelabguss, sowie einen Ausguss der Schädelhöhle anfertigen zu lassen. Richarz gebe an, „dass die Knochenvorragungen, Punkte, Linien und Leisten in den beiden mittleren Gruben der Schädelbasis ungewöhnlich stark und scharf waren, weniger in den vorderen Schädelgruben. Wiewohl Richarz in der linken mittleren Grube ein erbsengrosses Osteophyt erwähnt, wird man die Tiefe der Furchen, in die sich die Schläfenlappen gleichsam eingebohrt haben, nicht für eine pathologische Erscheinung halten dürfen. Das Schädelorgan zeigt hier eine besonders starke Entwickelung der Windungen, die man mit dem musikalischen Genie in eine Beziehung wird bringen dürfen. Richarz sagt ferner: Die Windungen der Hirnoberflächen waren zahlreich und dünn, womit wohl die kleineren Faltungen bezeichnet sind, die striae transversales am Boden des 4. Ventrikels, Ursprünge des Gehörnerven, waren zahlreich und fein gebildet. Das Hirn wog ohne dura mater 2 Pfund $28^1/_2$ Loth Normalgewicht = 1475 g. Ich fand die Capacität des Schädels 1510 ccm. Richarz nahm Hirnschwund an. Dazu gibt das Verhältniss des Hirngewichtes zum Schädelvolum keine Veranlassung". Endlich sollen die Gehörknöchelchen Schumanns sehr kräftig gebildet gewesen sein.

In dem Nekrologe Schaaffhausens (Archiv f. Anthropol. XXII. p. 1 1894) wird erwähnt, dass sich ungedruckte Aufzeichnungen über „Gehirn und Gehör Schumanns“ im Nachlasse gefunden haben. Was daraus geworden ist, weiss ich nicht.

Durch die Güte des Herrn Geheimrath Pelman in Bonn bin ich in den Stand gesetzt, noch einiges nachzutragen. Herr Dr. Erich Prieger erwähnt in einem Briefe an Pelman einen der letzten Briefe Schumanns, der an Robert Franz gerichtet worden ist. Darin heisst es: „ich kann nicht nur mit Pistolen schiessen, sondern auch mit Kanonen“. Schumann soll sich damals von einem Verwandten des Adressaten durch ungünstige Beurtheilung verletzt gefühlt haben. Der Brief sei jetzt im Besitze des Herrn Superintendent Bethge in Giebichenstein bei Halle. Ferner habe J. J. B. Laurens, der im October 1853 Schumann viermal gezeichnet hat, eine Schrift über Schumann veröffentlicht (Robert Schumann, sa vie et ses oeuvres. Carpentras 1899) und darin gesagt: „Während ich ihn zeichnete, war ich betroffen und erschrocken über die abnorme Weite seiner Pupillen“. Dr. Prieger fügt noch hinzu, es seien ihm schon lange in den musikalischen Werken Schumanns gewisse Eigenthümlichkeiten aufgefallen, namentlich die grosse Unruhe, die einzelne Sätze völlig beherrscht. Wenn man diese Seite weiter verfolgte, so könnten schon in recht frühen Werken sonderbare Keime aufgezeigt werden.*) Herr Pelman hat einen Brief Schumanns vom Februar 1854 im Original gesehen. Er zeige in Inhalt und Form keine paralytischen Symptome, und die Schrift sei vollkommen die gleiche wie in anderen um einige Jahre älteren Briefen.

Die wenigen Lebenden, die Schumann noch gesehen haben, waren damals jung und in der Regel zum Urtheilen nicht geeignet. Um so erfreulicher ist es, dass noch in Herrn Geh.-Rath Oebeke ein urtheilsfähiger Zeuge lebt. Er hat die Freundlichkeit gehabt, mir Folgendes zu schreiben. „Ich selbst habe Schumann noch gekannt, da ich 1856 als Student in Bonn war und der Section der Leiche beigewohnt habe. Schon vor

*) Das ist gewiss richtig, aber natürlich könnte nur ein Musiker eine solche Untersuchung ausführen. M.

1856 war ich mehrmals längere Zeit bei meinem Onkel Richarz in Endenich zu Besuch und sah Schumann häufig im Garten. Er blieb im Gehen oft stehen und sagte manchmal laut zu sich: Das ist nicht wahr, das ist gelogen. Wie mein Onkel mich belehrte, bezogen sich diese Aeusserungen Schumanns darauf, dass er Stimmen hörte, die sagten, er habe seine Compositionen Anderen entlehnt. Neben Schumanns Zimmer im Haupthause stand in einem Gesellschaftszimmer ein Clavier, und auf diesem spielte ich manchmal. Wenn ich nicht gut spielte, klopfte Schumann an die Zwischenthüre und bemerkte, das sei nicht richtig gewesen."

Leider ist die Krankengeschichte Schumanns aus Endenich verschwunden. Vielleicht hat sie Richarz an sich genommen. — Von einem Ungenannten ist im „Leipziger Kalender" für 1904 auf S. 227 eine Gesellschaft bei Moscheles beschrieben worden, die am 15. März 1852 dem Ehepaare Schumann zu Ehren gegeben worden ist. Schumann sass still auf einem Stuhle mit gesenktem Blicke und geschlossenen Lippen. Während Moscheles spielte, fand man Schumann in einem Nebenzimmer, wo er träumerisch vor sich hin pfiff. Beim Essen sprach er nur ein einziges Wort, indem er auf einen leeren Stuhl weisend „Banko" sagte. Im Uebrigen sah er auf seinen Teller und sprach nicht. —

Nach dem Corr. Bl. f. Authropol. XXVIII. 8. Aug. 1897 befindet sich der Schädelabguss jetzt im Provinzial-Museum zu Bonn.

II.

Gutachten.

Es liegt auf der Hand, dass Schumann von vornherein ein von der Art Gewichener war, dass er erblich belastet und abnorm veranlagt war.

Beide Eltern waren „nervös“, und zwar, wie es scheint, in beträchtlichem Grade. Leider fehlen Nachrichten über die Gesundheit der Vorfahren. Aber am deutlichsten zeugt für die krankhafte Art der Erzeuger das Schicksal von Schumanns Schwester. Diese ist offenbar an einer schweren Form von Dementia praecox erkrankt. Freilich könnte jemand auf den Gedanken kommen, es habe sich um Paralyse bei Jugendlichen gehandelt, da der geistigen Störung eine Hautkrankheit vorausgegangen ist, die dann als Syphilid zu deuten wäre. Jedoch scheint mir das recht unwahrscheinlich zu sein; es wird wohl ein einfaches Ekzem gewesen sein, eine Krankheit, die man ja früher gern als Vorläufer oder Ausdruck innerer Störungen ansah. Endlich findet das Krankhafte in der Familie seinen Ausdruck in der Kurzlebigkeit der männlichen Mitglieder.

Schumanns Art ist zunächst gekennzeichnet durch sein künstlerisches Talent und den damit verbundenen Feminismus. Da beide Eltern unmusikalisch waren, ist Schumanns hervorragende musikalische Begabung eine Art von Räthsel. Man könnte an Atavismus denken, aber wenn sich bei den Vorfahren ein irgendwie erhebliches Talent kundgegeben hätte, so würde doch wohl eine Erinnerung daran übrig geblieben sein. Näher liegt es, Schumanns geniale Anlage als Perle in der Muschel anzusehen, d. h. als Zeichen abnormer Bildung. Die „Determinanten“ ordneten sich nicht in typischer Weise: Es bildete sich die kostbare Perle, und das Ganze musste leiden.

Die ersten 20 Jahre von Schumanns Leben verliefen ohne ernstliche Störungen. Dann zeigten sich einzelne bedenkliche Zufälle, und mit 23 Jahren beginnt die erste ernste Erkrankung. Ohne dass eine irgendwie ausreichende Ursache nachweisbar wäre, tritt das Leiden auf. Merkwürdigerweise ist sich Schumann ganz klar darüber, dass es eine Geisteskrankheit war. Das Hauptsymptom scheint die sinnlose Angst gewesen zu sein. Wenn er in der „fürchterlichen Nacht" vom 17. October wirklich durch die Angst zu einem Selbstmordversuche, d. h. zu dem Versuche, aus dem Fenster des 4. Stockes zu springen, getrieben worden ist, so versteht man, dass die Erinnerung daran eine dauernde „Höhenangst" hinterliess. Es handelt sich aber dabei nicht um eine eigentliche Zwangsvorstellung, sondern um einen motivirten Vorgang. Wie die Furcht vor der Geisteskrankheit Schumann eigentlich nie wieder verliess, so mag auch der Gedanke, dass er sich doch einmal tödten werde, dauernd in ihm gewohnt haben, und jede hochgelegene Wohnung mag ihn, wenn er sich unwohl fühlte, an die Scene in der Burgstrasse zu Leipzig haben denken lassen. An die Angstzufälle schloss sich dann „Melancholie" an, und diese wieder scheint von kürzeren Zeiten krankhaften Uebermuthes unterbrochen worden zu sein. Gelegentlich liefen hypochondrische Zustände dazwischen. Wenn nach langer Dauer das Leiden allmählich nachliess, schien Schumann zu genesen. Aber er war nicht mehr derselbe, und der Feind zog sich sozusagen nur zurück, um neue Kräfte zum Angriffe zu sammeln. Die einzelnen Schübe der Krankheit folgten einander in unregelmässigen Abständen und glichen einander nicht. Nach der ersten grossen Leidenszeit, die 1833 begann, folgte 1842 eine kürzere Erkrankung, die Schumann als Nervenschwäche bezeichnet. Im Frühjahr 1844 erkrankte er von neuem; im Herbste wurde es schlimmer, und vor dem Herbste 1845 trat keine deutliche Besserung ein. Auch das Jahr 1847 war nicht frei von Krankheit. Ernstlicher als je ergriff das Leiden Schumann im Jahre 1852. Diesmal folgte auf die Depression im Jahre 1853 eine deutliche Periode krankhaft gesteigerten Wohlbefindens, und im Anfange des Jahres 1854 erfolgte die

Katastrophe, die den Leidenden zur Ruine machte. Noch einmal wandte sich der Zustand 1855 zum Bessern, aber es war eine kurze Täuschung. Bald folgten weiterer Verfall und 1856 der Tod.

Eine unscheinbare, aber wichtige Veränderung brachte, wie es scheint, die erste Periode der Krankheit. Auf dem Bilde von Krishaber zeigt Schumanns Gesicht keinen auffallenden Zug. Aber bald nach 1833 wird die Pfeifstellung der Lippen erwähnt, die auf den späteren Bildern sichtbar ist und auch dem Unbefangenen auffällt. Der Volkswitz hat deshalb den auf dem hiesigen Denkmale im Profil-Relief dargestellten Schumann „den Stadtpfeifer“ genannt. Mit der Pfeifstellung scheinen sich wunderliche Manieren eingestellt zu haben: das Gehen auf den Zehen, die übertriebene Schweigsamkeit, die solche Scenen wie die im Voigtschen Hause (S. 16) möglich machte.

Jede neue Erkrankung brachte neue böse Gaben. Bei der Krankheit der dreissiger Jahre ist eine Beschädigung der geistigen Fähigkeiten nicht zu erkennen. Im Jahre 1844 scheint nach dem, was wir über die in Moskau entstandenen Gedichte hören, eine gewisse Geistesschwäche entschieden vorhanden gewesen zu sein. Ausserdem zeigte sich damals eine auffallende Reizbarkeit. Schumann glaubte an böse Absichten der Leute und fühlte sich beleidigt, wenn seine Frau gar nichts derart bemerkt hatte. Während der Dresdner Krankheit-Zeit traten zum ersten Male die Gehörstäuschungen auf. Dabei körperliche Schwäche, heftige Schwindelanfälle. Auch scheint hie und da ein läppisches Wesen hervorgetreten zu sein, wie die Geschichte vom Stein-Wein des Brockenwirthes und die unmotivirten Willensänderungen darthun. Als er in Düsseldorf war, wird zuerst die schleppende schwere Sprache bemerkt. Die Gehörstäuschungen kamen nun mehr und mehr hervor. Geist und Körper werden hinfällig. Der Werth der Compositionen nimmt deutlich ab, und Schumanns Schwerfälligkeit führt zu Zerwürfnissen, dazu, dass ihm die Direction entzogen wird. Auf die Begeisterung für das Tischrücken möchte ich nicht das Gewicht legen wie die Biographen, denn jeder Unbefangene, der nicht weiss, dass durch den Tisch unwillkürlich die Gedanken der Anwesenden wiedergegeben werden, muss über diese Erscheinungen in das höchste Erstaunen gerathen, und Gleichgültigkeit dagegen würde eher auf Stumpfsinn deuten als Begeisterung dafür.

Nach alledem kann die Diagnose nicht zweifelhaft sein, Angst und Verstimmung, wunderliche Manieren, Neigung zur Stummheit, Misstrauen, Gehörstäuschungen, schwere Sprache, allmähliches Abnehmen der Geisteskräfte, alles schubweise hervortretend und langsam, aber unaufhaltsam zunehmend, das ist die Krankheit, die jetzt Dementia praecox genannt wird. Freilich passt gerade hier der unglückliche Name recht schlecht. Man kann doch von einem Manne, der im Laufe der mehr als zwanzig Jahre dauernden Krankheit geniale Werke schafft, sich auch auf nichtmusikalischem Gebiete auszeichnet, Schriftsteller, Dichter, Kritiker ist, als Freund, Gatte, Vater sich tüchtig zeigt, nicht sagen, er sei blödsinnig. Es ist aber so gekommen, dass die Bezeichnung von den schweren Fällen hergenommen worden ist, die im Irrenhause vorzugsweise beobachtet werden. Es kommt ja Einer nur dann in die Anstalt, wenn es draussen nicht mehr geht, und überdem gehören fast alle Pfleglinge der unteren Classe der Bevölkerung an, wo auch die Krankheiten grobe Züge tragen. Aber gerade zu der sogenannten Dementia praecox gehören sehr viele Erkrankungen, deren Träger nie in das Irrenhaus kommen. Neben den schweren Fällen stehen die leichten, und es möchte wohl sein, dass sie die Mehrzahl bilden. Ein nicht geringer Theil der Nervenschwäche bei Jugendlichen ist dieser Art. Nach einigen Jahren scheint Genesung einzutreten, aber die Patienten sind gegen früher verändert, wenn auch oft nur ein scharfes Auge den Schaden sieht. Ausser denen, die mässig schwachsinnig werden, in der Schule nicht mehr fortkommen oder sonst den Beruf wechseln, zu mehr mechanischer Thätigkeit herabsteigen müssen, giebt es nicht wenige, deren Geisteskraft unvermindert zu sein scheint, die aber doch beschädigt sind, sei es, dass sie nur ihren Frohmuth und ihre Jugendfrische verloren haben, sei es, dass sie aus schwungvollen ideal angelegten Naturen zu nüchternen Praktikern geworden sind, dass sie der Leidenschaft, der Passion nicht mehr fähig sind, sei es, dass sie nur dauernd müde, leicht erschöpfbar bleiben. Von diesen leichtesten Formen führen Uebergänge bis zu den schweren Formen des Irrenhauses, und in dieses Zwischenreich gehört Schumann hinein. Es ist ein grosser Gewinn, dass wir gelernt haben, trotz aller Verschiedenheit die Zusammengehörigkeit aller dieser Formen zu begreifen. Wollte man einen besseren Namen haben, so könnte man etwa sagen: das zerstörende Jugendirresein (Psychosis destruens endogenes). Kann man sich nicht von dem alten Namen trennen, so muss man ihn eben als blosse Formel ansehen, wie wir es bei der Hysterie, der Melancholie usw. thun, indem wir über den eigentlichen Wortsinn wegsehen.

Dass Schumann an Dementia praecox gelitten hat, das scheint mir unzweifelhaft zu sein. Aber ist er auch daran gestorben? Mit anderen Worten, hat sich nicht zuletzt zu der schon vorhandenen Krankheit die progressive Paralyse gesellt? Es kann natürlich Jemand, der in der Weise Schumanns krank ist, ebensogut von Paralyse befallen werden wie ein Anderer. Die Frage ist also die, welche Gründe sprechen dafür, dass bei Schumann progressive Paralyse bestanden habe? Ohne solche Gründe hätte der behandelnde Arzt die Diagnose auf Paralyse nicht stellen können. Zwar wird in den gedruckten Stücken von Richarz der Name der Krankheit nicht erwähnt, aber der Arzt sieht doch, was er meinte. Ausserdem schreibt mir Herr Geheimrath Oebeke, sein Onkel Richarz habe „die melancholische Form der Paralyse“ bei Schumann angenommen. Das ist auch nicht verwunderlich. Wenn wir hören, dass ein Mann in den mittleren Jahren an Gehirnerscheinungen mit Sprachstörung erkrankt, nachdem er bis dahin sein Amt versehen hat, dass er dann nach einigen Jahren verblödet stirbt, so sagt sich Jeder, das muss progressive Paralyse sein. Wenn dann weiter berichtet wird, bei der Section habe man Schwund der Gehirnwindungen, Verwachsungen des Gehirns mit der zarten Gehirnhaut gefunden, so scheint die Sache ganz sicher zu sein. Bei näherem Zusehen aber ist es anders. Die bei der Section gefundenen Veränderungen sind nach unseren Anschauungen durchaus nicht beweisend. Alles, was Richarz gefunden hat, kann nach jeder lange dauernden Geisteskrankheit gefunden werden, kann im besonderen bei Dementia praecox ebenso gut vorkommen wie bei Paralyse. Entscheidend würde nur der mikroskopische, für die Paralyse charakteristische Befund sein. Mikroskopische Untersuchungen sind aber 1856 nicht angestellt worden. Ueberhaupt war damals die Kenntniss der Paralyse in Deutschland unvollkommen. Geheim-Rath Pelman schreibt mir: „Speziell Richarz, ein Schüler Jacobis, wird sie [die Paralyse] damals kaum genauer studirt haben, denn erst Fr. Hoffmann in Siegburg, 1861—63, hat die Kenntniss auch in Deutschland verbreitet". Wie in anatomischer, so war auch in klinischer Hinsicht die Einsicht noch mangelhaft. Die Sprachstörung wird nicht genauer geprüft worden sein, ob sie auch wirklich die der Paralyse eigene sei. Esquirol hatte gesagt: l'embarras de la parole est un signe mortel, und daran hielt man sich wohl. Auch die später zu besprechenden Eigenthümlichkeiten der Krankheit Schumanns, das starke Hervortreten der Gehörstäuschungen, das Verhalten des Gedächtnisses u. s. w., werden für Richarz nicht das Gewicht gehabt haben, das sie heute für uns haben. Ueberdem war Richarz über die Vergangenheit des Kranken weniger unterrichtet, als wir es sind. Uns liegen Biographie, Briefe und Tagebuchauszüge vor. Er wird in der Hauptsache auf die mangelhaften Angaben der Frau angewiesen gewesen sein.

Leider fehlen alle Einzelheiten über die Sprachstörung Aber sie wird als Schwerfälligkeit des Sprechens bezeichnet. Schumann selbst schreibt: „Sprachorganschwäche". Das klingt doch gar nicht nach dem paralytischen „Silbenstolpern", vielmehr scheint es sich um eine Hemmung gehandelt zu haben. Wir müssen die Sprachstörung wahrscheinlich als negativistisches Zeichen auffassen: Gegen den Willen, zu sprechen, richtet sich ein Gegenwille, der oft zur Stummheit führt, gelegentlich auch zu schwerfälliger, stockender Sprache führen kann.

Besonders wichtig sind die Gehörstäuschungen. Kraepelin, der betont, dass bei Kranken in den mittleren Lebensjahren die Abgrenzung der Dementia praecox von der Paralyse sehr schwierig werden kann, sagt wörtlich: „Das Auftreten deutlicher Gehörstäuschungen und die Ausbildung von stehenden Manieren*) machen die Dementia praecox sehr wahrscheinlich.“ Es mag sein, dass ein Musiker eher zu Gehörstäuschungen geneigt ist als ein Anderer, aber so, wie diese bei Schumann aufgetreten sind, würde sie die Paralyse wohl auch bei einem Musiker nicht bewirken. Gerade zur Zeit der Katastrophe scheinen diese Hallucinationen am stärksten entwickelt gewesen zu sein.

Kaum minder bedeutsam ist das Verhalten des Gedächtnisses. Es ist der Dementia praecox eigen, dass die Kranken ihre Kenntnisse und Erfahrungen ziemlich unversehrt erhalten, während beim Paralytischen Gedächtnisslücken und gefälschte Erinnerungen vorhanden zu sein pflegen. Schumann scheint nun bis an sein Ende über seine Vergangenheit gut orientirt gewesen zu sein. Es ist geradezu auffallend, wie er an diese und jene kleinen Ereignisse erinnert, und wie er, als im Jahre 1855 der Zustand besser wird, die geschäftlichen Beziehungen zum Verleger wieder aufnimmt. Verkehrte Urtheile kommen vor (er meinte z. B. einmal, die auf dem Spaziergange erblickte Stadt könne nicht Bonn sein, denn sonst müsste man doch das Beethoven-Denkmal sehen), aber im Allgemeinen scheint Schumann auch in der Anstalt seine Lage und die Umgebung ganz richtig beurtheilt zu haben. Auffällig ist nur der Mangel an natürlicher Reaktion, die Gleichgültigkeit, mit der er die Trennung von seiner Familie, die Einschliessung in der Irrenanstalt erträgt. Diese Verödung des Gemüthes aber ist wieder kennzeichnend für die Dementia praecox.

Einen sehr starken Grund gegen die Diagnose der progressiven Paralyse bildet das Verhalten der Handschrift. Ob es vorkommt, dass bei Paralyse die charakteristische Schreibstörung bis zum Ende fehlt, das mag dahingestellt sein, auf jeden Fall finden wir sie fast immer ziemlich zeitig. Bei Schumann hat sie durchaus gefehlt. Ich habe früher auf die Aussagen der Biographen und auf das Urtheil Pelmans hinge-

---

*) Das an die Lippen gedrückte Taschentuch, vergl. S. 31.

wiesen. Bei der Bedeutung dieser Frage schien es mir richtig zu sein, die letzten Briefe noch genauer betrachten zu lassen. Frau Thumm-Kintzel hat sich auf meine Veranlassung hin an Herrn Simrock gewandt, und dieser hat ihr bereitwillig die Briefe Schumanns vorgelegt (besonders die Briefe vom 11. März, 18. März, 13. April 1855). Sie hat mir folgende Analyse zukommen lassen.

„Analyse.

Für die Melancholie spricht Folgendes:

1. Eine tiefe Schwermuth, die nicht nur darin zum Ausdruck kommt, dass sämmtliche Zeichen für Melancholie und Resignirtheit im höchsten Grade ausgeprägt sind, sondern auch darin, dass es dem Kranken unmöglich wird, auch nur einen der Züge, die das Heiterkeitzeichen tragen, ohne starke Knickungen auszuführen. Und dasselbe gilt für die Züge des Muths und des Stolzes. Das Selbstgefühl ist schwer geschädigt.
2. Die Thatkraft ist gelähmt. Zwar finden sich hier und da Zeichen von einem Drange nach nervöser, hastiger Beschäftigung, aber sie sieht dem konsequenten Fleiss, dem Schaffensdrange, wie wir ihn in früheren Schriftproben Schumanns fanden, kaum noch ähnlich. Auch Energie und Festigkeit, die übrigens nie sehr stark entwickelt waren, und vor allem die Entschlussfähigkeit sind sehr geschwächt.
3. Es findet sich eine grosse Anzahl von psychologisch ängstlichen, misstrauischen Zeichen; auch physiologische Angsterscheinungen machen sich geltend, wie sie möglicherweise mit den vorhandenen sehr tief gehenden und komplizierten Herzstörungen in Verbindung stehen. Praekordialangst? Auch Asthma?
4. Leichte Zuckungen und tiefste Gemüthserschütterungen sind zu verzeichnen.
5. Es zeigen sich seltsame Sensationen, Wahnideen, ja Halluzinationen, vorwiegend trüben Charakters.
6. Der Kranke ist reizbar, heftig, stark zum Aerger neigend.

7. Das Gedächtniss ist gut, die Geisteskräfte sind fast ungestört, auch ethisch ist der Kranke im Grunde noch der Alte, denn das Trübe, Misstrauische und selbst das Reizbare kommt nicht als etwas Neues hinzu, sondern ist nur krankhaft gesteigert.

Gegen die Paralyse spricht Folgendes:

Es finden sich in der Handschrift keinerlei Zeichen von
Verwirrtheit oder Desorientirtheit,
Zittern (sondern nur leichte Zuckungen),
Lähmungen,
Tabischen Erscheinungen,
Verblödung,
Ethischer Veränderung,
Grössenideen,
Beeinträchtigung von Gang und Sprache.

Es finden sich auch keine oder nur sehr geringfügige sogenannte „Hirnzeichen", d. h. Fehler im willkürlichen Theil des Schreibaktes, Auslassungen oder Zusätze.

Der Charakter der Handschrift ist bis zuletzt fast unverändert, während sich die Handschrift bei der Paralyse schon in den Anfangstadien dermaassen verändert, dass sie selbst für ein geübtes Auge kaum wiederzuerkennen ist.

Es findet sich auch nichts von dem steten Sich-Verbessern, Korrigiren, wie wir das in der Schrift des Paralytikers finden, nichts von der Ungleichheit in der Schreibweise, mit der er einen und denselben Buchstaben bald durchaus korrekt und dann wieder ganz verkehrt bildet.

Schliesslich sprechen auch die tiefen Gemüthserschütterungen gegen Paralyse und auch die grosse Schwermuth, die sich fast nie beim Paralytiker findet, der im Gegentheile seine trostlose Lage meist wunderbar rosig und optimistisch auffasst.

Magdalene Thumm-Kintzel."

Bedenkt man nun noch, dass die Handschrift in den letzten Jahren gegen früher „auffallend klar" geworden ist,

d. h. doch wohl, dass sie ihre Leichtigkeit verloren hat, dass etwas Starres hineingekommen ist, so sieht man, dass die Schriftbetrachtung nicht nur gegen Paralyse, sondern direct für Dementia praecox spricht.

Damit scheint mir das eigentlich Wichtige besprochen zu sein. Die Depression und die auch bei Schumann gelegentlich auftretenden Grössenvorstellungen beweisen nach keiner Seite hin etwas. Die von Laurens beobachtete Erweiterung der Pupillen dürfte nur vorübergehender Ausdruck der inneren Erregung gewesen sein, denn hätte es sich um ein dauerndes Symptom gehandelt, so würde Richarz doch etwas darüber gesagt haben. Auffallend weite, nicht starre Pupillen werden bei Dementia praecox nicht selten beobachtet. Manchen wird der frühe Tod für Paralyse zu sprechen scheinen, aber Richarz weist selbst darauf hin, dass Schumann durch Nahrungsverweigerung auf das Aeusserste abgezehrt war. Ausserdem wird Schumann von vornherein wenig Widerstandskraft gehabt haben, da doch auch er an der Kurzlebigkeit der Familie Antheil gehabt haben muss. Ob sich etwa auch tuberkulöse Veränderungen entwickelt haben, wird nicht gesagt.

Es muss auch noch darauf hingewiesen werden, dass nichts bei Schumann auf die eigentliche Ursache der progressiven Paralyse hindeutet. Unter Ursache einer Krankheit verstehen wir die Gesammtheit ihrer Bedingungen. Die Bedingungen aber sind nicht gleichwerthig, manche sind nebensächlich, können durch andere Umstände vertreten werden oder fehlen. Die Bedingung aber, die unersetzlich ist, ohne die die Krankheit nicht zu Stande kommt, wenn auch die Nebenbedingungen da sind, die heisst die Ursache im engeren Sinne. Die Hauptbedingung der progressiven Paralyse ist die Syphilis, die Paralyse ist Metasyphilis, d. h. Niemand bekommt sie, der nicht angesteckt gewesen ist, und sie folgt der Syphilis nach einer Reihe von Jahren nach, durchschnittlich nach etwa 8 Jahren. Beweisen kann man es bei keinem Menschen, dass er keine Syphilis gehabt habe, aber bei dem Einen ist es unwahrscheinlicher als bei dem Anderen. Auch der solideste Mensch kann einmal eine unglückliche Stunde haben, aber der, der ein lockeres Leben führt, ist mehr bedroht. Dass Schumann je locker gelebt, in bedenklicher Gesellschaft verkehrt habe, das ist durchaus nicht anzunehmen. Nichts spricht dafür, und Schumanns ganze Art, seine saubere, schwärmerisch angelegte Natur musste ihm ein gewisser Schutz sein. Auch verlobte er sich so frühzeitig und war dann von der Verlobten so erfüllt, dass man den gleichen Schluss ziehen kann. Endlich kommen in seinem Leben niemals verdächtige Krankheiten vor, eine schmerzhafte Augenentzündung etwa. Als Schumann geheirathet hat, bringt seine Frau eine ganze Reihe von ausgetragenen Kindern zur Welt, und man hat nichts davon gehört, dass die Neugeborenen etwa an Hautausschlägen, Ohren- oder Augenentzündung gelitten hätten. Alles das ist kein Beweis, ein Inficirter kann z. B. gelegentlich gesunde Kinder haben, aber es zählt doch bei der Abwägung der Gründe für und wider mit.

Die Frage nach der Ueberanstrengung hat bei unserer Darlegung keine grosse Bedeutung, aber es ist vielleicht zweckmässig, auf sie noch mit einigen Worten einzugehen. Keine Geisteskrankheit, auch die Dementia praecox nicht und die Paralyse nicht, wird durch geistige Ueberanstrengung hervorgerufen. Das wissen wir, aber wie gross die Bedeutung der Kopfstrapazen als einer der Nebenbedingungen ist, das wissen wir eigentlich nicht. Von der Paralyse z. B. ist es bekannt, dass sie vor dem 19. Jahrhundert fast gar nicht vorgekommen ist, auch jetzt noch in manchen Ländern trotz häufiger Syphilis sehr selten ist. Es muss also das Gehirn der jetzigen Culturmenschen irgendwie verändert sein, so dass es leichter den Nachwirkungen der Syphilis erliegt. Aber ob bei dem Einzelnen die Art seiner geistigen Thätigkeit in Betracht kommt, das kann man nicht sagen. Es ist möglich, dass Ueberreizung des Kopfes den Eintritt der Krankheit begünstige, und es ist sicher, dass sie bei einmal vorhandener Krankheit schädlich wirkt. Und dieser Satz mag auch von der Dementia praecox gelten. Deren Hauptbedingung oder eigentliche Ursache ist eine bestimmte ererbte Anlage, eine von vornherein abnorme Beschaffenheit des Gehirns. Hat einer diese nicht, so kann er sich anstrengen soviel, wie er will, er bekommt keine Dementia praecox. Hat einer sie aber, so mag wohl die Ueberanstrengung die Entwickelung des Keimes fördern. Man sieht die Dementia praecox nicht selten gerade in den Schulklassen beginnen, in denen der Schüler besonders hart arbeiten muss. Bei Schumann ist die Schulzeit gut vorübergegangen, und als er zuerst erkrankte, da war von besonderer Anstrengung eigentlich keine Rede. Auch späterhin scheint mir die Anstrengung nicht die Bedeutung zu haben, die die Zeitgenossen und die Biographen ihr zuschreiben. Alle Laien (gewöhnliche Laien und ärztliche Laien) denken gern pragmatisch in dem Sinne, dass sie die Erkrankung eines Menschen von seinen vorhergehenden Erlebnissen ableiten, und wenn vorhandene Störungen bei Ermüdung stärker hervortreten, so meinen sie, die Ermüdung sei die Ursache. Schumann arbeitete freiwillig und zu seiner Freude. Solche Arbeit bekommt eigentlich gut, und wir sehen ja auch, dass sie anderen Componisten gut bekommen ist. Aber freilich schöpferische Thätigkeit macht müde. Ist einer leidlich gesund, so geht die Ermüdung ohne Schaden vorüber; ist aber einer krank, so wird sie leicht zur Erschöpfung. Also, Schumann vertrug in den späteren Jahren die Arbeit schlecht, weil er krank war, er wurde nicht krank, weil er arbeitete. —

Fassen wir nun das Gesagte zusammen, so geht das Gutachten dahin, dass

1. Robert Schumann auf Grund ererbter Anlage geisteskrank gewesen ist,

2. die Annahme einer zu der primären Krankheit hinzutretenden progressiven Paralyse sehr unwahrscheinlich ist.

R Paul Nietschmann. Halle a. d. S.

Printed in Dunstable, United Kingdom

91319478R00037